ちくま新書

がん幹細胞の謎にせまる

――新時代の先端がん治療へ

山崎裕人
Yamazaki Hiroto

1140

がん幹細胞の謎にせまる——新時代の先端がん治療へ【目次】

序章　医師出身の日本人研究者にノーベル賞の初栄冠

†悲願達成

二〇一二年十月八日、日本中はそのニュースに沸き立った。

かねてより噂されていた日本人研究者が、早くもノーベル医学・生理学賞を受賞したからである。その一報はテレビのニュースで日本中を駆け巡り、筆者も医学研究者の一人として心から喜びに胸躍らせたのだ。

研究者の名前は京都大学の山中伸弥教授。大阪出身で、神戸大学医学部を卒業した、れっきとした医師出身の幹細胞《かんさいぼう》生物学者だ。整形外科医だったが、基礎医学者に転じた人物である。

ところで、医師で研究者と言えば、日本人ならまずあの偉人を思い出すだろう。

医聖と呼ばれた、野口英世である。ほとんどの人はご存じだろうが、あえて繰り返すなら赤貧だった幼児の頃、事故で左手に大火傷を負ってしまう。だが不屈の精神で克服し、苦学して医者となった。その後細菌学者に転身し、二十世紀の初めに単身アメリカに渡って大成功を収めたものの、研究のために訪れていたアフリカで、黄熱病に倒れてしまう。

黄熱病の正体は、当時まだなかった電子顕微鏡でしか姿を現さないウイルスだった。彼の業績のうち、後にウイルス感染症と判明したものは否定されたが、それでも医学の歴史に残した足跡は数多く、遠い異国で非業の死を遂げたその人生は、今も日本人の心に深く刻まれている。

そんな野口英世も、生前何度かノーベル賞の候補となった。しかしその早すぎる死ゆえに、受賞は逃してしまった。結局、日本人初のノーベル医学・生理学賞を受賞したのは一九八七年の利根川進博士だったが、彼は医師ではなく純粋な生物学者だった。

実を言えば筆者も、野口英世や山中博士と同様、かつて産婦人科医として臨床の一線にいた。その後基礎医学研究者に転じたのだが、ノーベル医学・生理学賞を医師出身の研究者が受賞することは、多くの筆者のような研究医の悲願だったのである。

医師は、人の肉体と病気を知り尽くしているだけでなく、患者の苦悩を目の前にし、それを共に分かち合ってきた人たちだ。

だが医師は、ベッドサイドで患者を診ているだけでは駄目である。常に科学を根拠とし、論理的思考に徹して、診断と治療を行う必要があるのだ。そして医学の進歩を死ぬまで学び続け、今日より明日の医療を良くする努力を怠ってはならないのである。
それゆえその夜は、日本中の医師が等しく抱いていた夢が、ついに叶った瞬間だったのだ。

†再生医学と再生医療

山中博士の偉業は現在進行形の最新医学として、折に触れて語ろう。ここで一気に時代を遡り、医学とは何か、そしてどのようにして進歩してきたのかをまず俯瞰《ふかん》し、本書の前置きとしたい。

医学の長い歴史は、わかりやすく言えば病気を「克服」し、また病気になるのを「予防」することで、より長く健康に生きることを目指してきた。

前者については、かつて人類最大の脅威であった細菌感染症が、抗生物質の発明でほぼ克服され、もはや主役の座を譲っているのが現状だ。後者はワクチンでウイルス感染症を予防するのに成功し、例えば人類を長年苦しめてきた天然痘は、すでに地上から姿を消した。

感染症がほぼ制圧された現在では、次に臓器の機能低下による病気が台頭してきた。つまり糖尿病など、インシュリンの産生力低下で引き起こされる全身性の合併症や、心臓病による血液のポンプ機能の喪失が、死因の多くを占めるようになってきたのである。

これらの病気はさまざまな手段で治療されるが、進行例ではやはり完治は困難だ。加齢に伴う臓器の機能低下は生物としての宿命であり、「不老不死」は夢のまた夢なのである。

しかし、老化を遅らせ若さを保つことは、病気の発症を防ぎ、死を可能な限り遠ざけることを意味する。そのため最近注目されているのが、「再生医学」と呼ばれる新しい研究分野だ。またその臨床応用を「再生医療」と呼んでいる。

これらは「幹細胞」と名付けられた、未熟で機能がまだ定まっていない細胞を利用することが特徴だ。再生医療は幹細胞を分化させ、真新しい組織にした上で、老化したり機能不全を起こしたりした臓器を置換することが主な治療手段である。すなわち、人体そのものを若返らせる「未来の医療」なのだ。

近年、再生医療に使用可能な、いわゆる「万能細胞」が開発され、それが一気に現実味を帯びてきた。科学用語でいえば「多能性幹細胞」のことだが、全身のほぼすべての細胞を生み出す能力を持つ細胞で、山中博士のiPS細胞（人工多能性幹細胞）もその一つだった。

一方、もう一つの万能細胞としてES細胞（胚《はい》性幹細胞）も存在する。受精卵が数回分裂すると、胚の内部に特殊な細胞塊が出現するが、それを体外で培養できるようにしたものだ。そしてこれこそ、人類が初めて手にした実用的な万能細胞だったのである。

山中博士がノーベル賞を受賞したのは、直接的にはiPS細胞の開発だった。彼は成熟細胞から、ES細胞とまったく同じ性質を持つ細胞の作製を目指していたのだが、細胞の「若返り」を意味したこの挑戦は、当時実現すると本気で思っていた者など誰もいなかった。

ところが、たった四種類の遺伝子を皮膚細胞に導入するだけで、山中博士は夢を現実のものとしてしまったのである。そしてこれにより、一気に再生医療という言葉が注目されるようになった。というのも、自分自身の細胞をiPS細胞に変え、それから自分専用の移植臓器を作れば、手術後の免疫拒絶反応を完全に防ぐことができるからだ。

こうして再生医療は、急速な幹細胞生物学の進歩により新しい時代を迎え、いよいよ「夢の若返り」が視野に入ってきたのだった。

†人類最大の敵

ここでひとまず再生医学による「明るい未来」を心に描いてもらった。だが少しお待ち頂きたい。というのも、医学の歴史はすなわち、試行錯誤による苦難と絶望の「失敗史」だということを、読者は理解されているだろうか。

感染症の撲滅は皮肉にも、これまで少数派だった病気を主要な死因に変えてしまった。寿命が延びたせいで、老化に伴う疾患がクローズアップされてきたからである。

そのうちの最も大きな原因が「がん」だった。現代ではがんが、人類の最後の敵として立ちはだかっているのを忘れてはならない。

古来がんと言えば、「不治の病」であり、それは死の宣告と同義だった。長寿化に伴い、現代では二人に一人ががんに罹患し、三人に一人ががんで亡くなる時代が到来した。医学の進歩で確かに伝染病の恐怖は去ったが、がんの死者数だけは増え続けているのが現状なのである。医師や研究者たちは、長年この悪魔と絶望的な闘いを繰り広げてきた。しかし人類は、常に敗れ去る運命にあった。そもそもがんとは何なのか、そして「どんな」細胞が、「どうやって」がん細胞に変貌していくのかが、ずっと闇の中に包まれていたからだった。

時代は移り、二十世紀後半には医学にも分子生物学の時代が到来した。分子の言葉で生命現象と病気が語られ、またそれらを人間の手で操れるようになった。こうして「死の病」と恐れられたがんも、いよいよその正体が暴かれ始めたのである。

その結果、驚くべき事実が次々と明らかになった。新発見はがんの正体を理解するのに役立ち、また対抗する手段を得ることとなった。そして実際、一部のがんはほぼ克服され、もはや必ずしも恐れる必要がなくなったのだ。

そのブレイクスルーは二十世紀初頭、まず二人の科学者によってもたらされた。そのうちの一人は動物実験で人工発がんを成功させ、がん研究を初めて実験科学へと発展させた病理学者の山極勝三郎《やまぎわかつさぶろう》だ。そしてもう一人は、ウイルス発がん説を提唱したペイトン・ラウスだった。ラウスにより、がんはウイルスという単一の原因を起点とする疾患であることが示された。

さらに二十世紀後半、ビショップとバーマスによる「前がん遺伝子」の発見は、その説を修正した上で補強する結果となった。彼らは「がん遺伝子」が、正常な前がん遺伝子の変異で生じることを突き止め、発がんメカニズムの基本原理を明らかにしたのだ。

また興味深いことに、iPS細胞の作製に必要な遺伝子には、その後に発見されたがん遺伝子の一つが含まれていた。つまりがんは、遺伝子レベルで幹細胞と密接につながっており、次々とその身に纏う秘密のベールを剝ぎ取られていったのである。

とはいえ、歴史は繰り返されるものだ。科学の常として、解けた謎の向こう側にはまた新しい謎が顔を出してしまう。そのためがんは、一部を除いていまだに克服されておらず、それどころか科学者たちの闘いは、まだ当分終えられそうにないのが実情なのだ。

このように、確かにがんの発生理論については光明が見えてきた。残る最大の疑問は、最先端の治療でいったんがんを消滅させても、どうして「再発」するのか、そして体中に「転移」するのかであった。

そもそも再発も転移もしない腫瘍は、がんとはいえない。これらの性質は、そのままがんの「定義」に関わる現象だからだ。それゆえ科学の力で、それらの特性をすべてコントロールできれば、人類はがんを克服したことになるのだ。

†iPS細胞とがん

山中伸弥博士のノーベル賞受賞でわかる通り、幹細胞生物学は近年飛躍的に発展し、その進歩はとどまるところを知らない。だが実を言えば、その概念は二十世紀初頭の近代生物学黎明《れいめい》期まで遡る。つまりプラナリアやイモリにおける動物の再生現象から始まり、やがてその研究は、脊椎動物のクローンにも発展していった。

半世紀前に、世界で初めてクローンカエルを誕生させたジョン・ガードンが当時の主役だった。二十一世紀に入ると、それは山中博士のiPS細胞研究へと合流し、ついに両者はノーベル賞同時受賞の栄誉に輝いたのである。

また幹細胞生物学は、再生医療の屋台骨を支える基礎研究として、再生医学の土台をなしている。それによって発展してきた技術は、今まさに本格的な臨床応用の日を迎えようとしているのだ。iPS細胞は、まず創薬の分野で革命をもたらそうとしており、さらには世界初のiPS細胞臨床治験が、つい先頃日本で行われたのも記憶に新しい。

一方、がん研究においても、かつてないパラダイム・シフトが起こり始めている。前世紀後半、まずはがん遺伝子の発見がその口火を切った。最新の研究では、その下流に位置するシグナル伝達系も明らかにされ、現在も新しい知見が次々と積み重ねられている。

その結果、まったく新しい発想から生まれた治療法が開発されるようになった。実際、一部のがんではすでに実用化され、驚異的な治療成績をもたらしている。そして、今やがんに苦しむ患者たちの「希望の光」となっているのだ。

このように、両者の研究はまさに華々しい成果を上げつつあるところだ。ただし、iPS細胞については、まだ喜ぶには早すぎる。患者を救うため、越えなければならないハードルがいくつも残っているからである。

拙速な臨床応用を阻む障壁の一つが、実は細胞の「がん化」の問題だった。この事実は、がんと幹細胞がいかに密接な関係を持っているかを、皮肉にも物語っていた。

無限の増殖力を持つiPS細胞は、その増殖が制御できなくなったとき、「救いの神」から「死を招く悪魔」へと豹変してしまう。すなわち「がん」となってしまうのだ。

†がん幹細胞理論

「希望と絶望」なのか、あるいは「明と暗」か。相反する言葉が、幹細胞とがん研究の背景を暗示しているのかもしれない。あたかも表裏一体の如く、両者は現代の医学研究における本流そのものだった。

偶然だが、「がん細胞」と「幹細胞」は、よく似た響きの言葉である。しかしおのおのの研究は、長らくまったく別々の道を独自に歩んできた。それどころか、互いに言葉を交わすこともほとんどなかったのである。

だが今に生きる科学者の立場で振り返ると、これほど相互に深く関連している研究対象はなかった。歴史的に見れば、険しい尾根道の反対斜面を歩いているうちに、互いの存在にまったく気付かないまま、あたかも一つ目の頂上までたどり着いてしまったようなものなのだ。

もちろんその間にも、科学者は着実に知識の蓄積を重ねていた。そして実際、両者が向こうの何者かに気付くタイミングは幾度もあった。というのも、前世紀の研究では、胎児奇形腫などの観察事実から、がんは生殖細胞のような万能細胞の病気であるとの説が存在していたからだ。ところが峠で一瞬目を合わせたのに、両者はそのまま再び別の斜面を登り始めたのである。

そのおもな理由は、当時の研究技術があまりにも未熟だったからだが、幹細胞研究も、やがて他分野におけるブレイクスルーの恩恵を受けるようになる。

まずは造血幹細胞の存在が証明され、またこれにより、造血幹細胞をヒエラルキーの頂点とした「階層性」の増殖システムが解明された。半永久的に血液細胞を供給する仕組みがわかり、さらにそれを契機として、堰《せき》を切ったように他の組織における幹細胞の存在も示されると、しだいに幹細胞研究全体が大きな広がりを見せるようになったのだ。

一方がんでは、こうした幹細胞研究の発展が、まず白血病の研究を巻き込むようになる。つまり造血幹細胞と同様の増殖システムが、血液のがんでも支配していることが示唆され、白血病細胞のうち、実は正常造血幹細胞と類似した細胞のみしか、白血病を維持する能力を持たないことが証明されたのである。

その結果をもとにして、がん理論にユニークな概念が提唱されるようになった。この観察は、白血病が幹細胞システムを模倣していることを意味しており、がんの由来が幹細胞であるとの「がん幹細胞理論」が生まれたのである。またこれにより、抗がん剤への抵抗性や再発・転移などの原理が、ようやく矛盾なく説明できるようになったのだ。

こうした怒濤のような進歩のただなかで、実際に筆者は、二十年以上にわたりその最前線にいた。別の言葉で表すなら、新しい時代を切り開くための「一兵卒」だった。

そしてがんの新しい治療法が提唱されるようになった頃、筆者は臨床と基礎の両方の医学を学んだ研究者として、まさにこの分野の中心に身を置くこととなったのである。

†科学者の一人として

さて本書は、現代医学における二つの重要なテーマ、すなわち古くから死の病と恐れられていた「がん」と、近代医学の進歩によりようやく同定された「幹細胞」について、その最先端の研究を一般の読者に紹介するのが目的である。

ここで述べたように、がんと幹細胞は、歴史的にはまったく別々の研究として発展してきた。そして近代医学百年の歩みを経て、ついに出会って生まれたのが「がん幹細胞理論」なのだ。

一方、iPS細胞の臨床応用からわかるように、人類最大の敵であるがんは、ここでもしぶとい抵抗を見せている。こうしたことから、現代医学では両者を同一の視点から論じることが求められ始めた。そしてそれこそ、がん幹細胞理論が提唱された理由でもあったのである。

ただし、筆者は山中博士と違い、研究の世界では一兵卒だったと述べたばかりだ。だがそれでも、かつてその荒波の中で、もがき、苦しんだ科学者の一人だった。そしてもちろん、研究を心から楽しんでいたのは、山中博士とまったく同じだった。

今や筆者は、その最前線からやや後退しているが、なおもその進歩を近くから見続けているのは確かである。またこうした立場となった研究者だからこそ書ける、ドラマチックな物語があると信じている。

本書の読者の中には、まさに現在、自分自身や愛する人ががんに苦しんでいる方々もおられるだろう。しかし科学は、いつかかならずこの悪魔を屈服させるに違いないのだ。

それゆえ筆者は、科学を誰より愛した者として、明るい未来を語り尽くしたい。そしてがんと闘う方々には、どうか希望を捨てないで欲しいと願っているのだ。

では、これから歴史の方舟に乗り、読者を最先端の医学研究へといざないたい。

本書では、まず過去の人類が、いかに絶望だけに支配されていたかを包み隠さず語ろう。次に科学の進歩が、どのようにして希望の扉を一枚一枚開け放っていったのかを、余すところなく伝えたい。

さあ行きましょう！　がんと幹細胞ワールドへ――。

第一章　がんはどこまで解明されているのか

1　がんとは何か

†万事のはじまり

あらゆる物事には始まりが存在する。宇宙もまた然りで、ビッグバンの理論は、今や疑う者は誰もいない。またすべての生命は、太古の昔に壮大な偶然から生じたと考えられているが、そこから書き出すのは本書の意図になじまない。かわりに、本書の語り部たる筆者自身の略歴だけは、そのはじめから、ここで紹介することをお許し頂きたい。

現在筆者は、自らを主に基礎医学研究者と称している。だが、本書の冒頭で述べたように、医師の資格を持つ研究医でもある。山中博士は手術が下手で、先輩医師から「ジャマナカ」などと呼ばれたそうだが、筆者も同様に臨床医としての経歴は何も誇れるものはない。

とはいえ、研修医として着任した東大病院やその関連病院などでは、産婦人科医としてそれなりの経験を積んだ。またこの手で取り上げた赤ん坊は数百を数え、自ら看取ったがん患者も若手医師の中ではかなり多い方だった。

こうした経験は、その思想や信条に、知らず知らずのうちに少なからず影響を与えたようだ。同じ医学研究者でも、理学部や臨床経験のない医学部出身者とは、大きく異なっているためだろう。そのため本書では、臨床医の視点からも科学を語ることが、筆者に課された重要な使命だと思うようになったのである。

やがて筆者は短い臨床医生活を終え、幼少時からの夢だった科学者を目指すことを決意する。最先端の分子細胞生物学を学ぶため、大学病院に隣接した、解剖学の大学院にまず入学したのだ。ちなみに隣の研究室には、テレビでも有名な養老孟司教授もおられたが、大学院時代のエピソードについてはまた別の機会に譲ろう。

学位取得後は、アメリカ留学も果たして、日本に帰国したところまでは山中博士とまったく同じだった。年齢もさほど変わらず、その上同じ関西出身で、旧帝大などのメジャー医学部出身でないことも類似していた。しかしその後の運命は、大きく異なってしまったようだ。

筆者は医師となってからのほとんどを、東京かアメリカで過ごしてきた。しかし実を言えば、京都生まれの生粋の京都人なのだ。

悪く言えば京都人は、自分たちを特別な存在のように思い込んでいる節がある。他人と同じことをしたがらず、またモノを斜めから見て、ありきたりの行動を取ることを厭《いと》うのも特徴だ。

さらに筆者は子供時代、将来の科学者にありがちな昆虫少年で、根っからの理系人間だった。だが一方で、矛盾するようだが大の文学好きでもあったのである。

中高時代は古今東西の名著を乱読したり、また小説を書く真似事をしてみたりと、作家に憧れてもいた。しかし部活は一貫して生物クラブで、高校時代にはちょっとした科学賞を受賞したこともあった。

「文理両道」の少年だった筆者はまず医者となり、間もなく研究者となった。そのまま大学教員として生涯を終えるつもりでいたのだが、やがて筆者の運命は、先端研究の現場から徐々に距離を置くようになっていった。そんな時に頂いたのが、本書の執筆依頼だったのである。

科学用語を駆使して、無駄な表現を一切排し、最小限の文字数で、最大限の情報を詰め込むのが科学論文だ。そこには完璧なまでの客観性だけが求められており、個人の感情や哲学が入り込む余地はまったくない。その上、発見に至るまでの幾多の血の滲むような歴史すらも、事実の羅列だけで終始させねばならないのだ。

論文では、いかなる大発見でも、あたかも決められたレールの上を一直線に進んで達成されたかのように描かれる。失敗の事実はどこにも触れられず、成功のみが淡々と記されているだけだ。筆者もまた、研究者として長年それに腐心してきた。それが科学の世界の明確なルールであり、疑問を差し挟む対象ですらなかったからである。

だが、かつて世にも珍しい理系文学少年で、ひねくれ者の京都人としては、せっかくの機会を同じように書いたのでは不本意極まりないと考えている。そこで本書では、これまでとはあえてまったく逆のことをやってみた。

科学用語や遺伝子などの固有名詞は必要最小限にし、そのかわり、その研究を「誰」が行ったのか、どのような「失敗」や、「人間関係」によってなされたのかを詳しく述べることにしたのだ。さらには一般読者のため、高校で生物学を履修した程度の基礎知識があれば、スムーズに理解できるような記述を心がけた。

もちろん本書は由緒正しい科学新書を目指している。とはいえ、普通とは少しだけ趣の違う筆者のわがままが、ちらほらと見え隠れすることを、どうかご理解頂きたい次第である。

†「目的」と「手段」

早速本題に入ろう。始めるにあたり、まず「医学の歴史」から説明しておきたい。先端医学を理解する上でもその背景知識は必須で、本書の重要な骨格をなしているからだ。

医学の歴史とは、「病と紛争の戦記」と言い換えることができるだろう。戦争は、自己の生存のために敵を殺すという「悲劇」だ。一方病気は、平和な時代でも容赦なく人命を奪ってしまう「災い」である。ゆえに歴史とは、生存への飽くなき執着によって築かれたものなのだ。

死への恐怖は人間の根源的なものであり、古来人々は「不老不死」を願った。中でもがんは、「病の皇帝」と呼ばれ、今もなお、人類はその闘いをやめることができない。

ここで本書のテーマである、「がん」と「幹細胞」が、現在どうしてこれほどまでに医学の世界で注目されているのかを考えてみたい。読者は意外に思うだろうが、そもそも両者は、一昔前なら医学のマイナー分野に過ぎなかった。

しかしがんは、今や人類最大の死因である。それを克服するために、世界中の英知が集結され、莫大な資金が投下されているのだ。がんの制圧は、そのまま死から免れることを意味し、医学上最大の「目的」となっている。

一方幹細胞については、それ自体は病気ではなく、純粋な生命科学の対象だった。しかし幹細胞はさまざまな細胞となりうる能力を備えており、科学者たちは病気を克服するための「手段」として、幹細胞を用いようと考えたのである。

こうして「目的」と、それを解決する「手段」が揃ったとき、幹細胞研究は「再生医学」へと発展し、基礎医学の一部となった。そして科学者たちのたゆまぬ努力の結果、現代ではその技術を利用した「再生医療」が実用化され、先端治療の一つになったのだ。

再生医療とは、細胞や組織レベルでの「若返り」を目指すものである。すなわち「死」を克服することと同義であり、不老不死に近付ける「夢の医療」と考えられている。

そしてそれを実現するものとして、万能の人工幹細胞であるｉＰＳ細胞は、衝撃と期待をもって世界中の人々に受け止められたのだ。

†臨床医学におけるがん

幹細胞が不老不死の秘薬とすれば、それを阻むものもある。その筆頭は、もちろん「がん」である。がんは確実な死をもたらす悪魔として、古来医者が最も恐れる病気の一つだった。

ならば医者として患者を診た時、がんは医学的にどう定義されているのだろうか。これは患者と、医師・研究者たちとで多少認識が異なるかもしれない。不治の病で怖い、と感じるのが一般の人の考えだろうが、医者にとっては必ずしも不治ではない。また医師と、非医師のがん研究者との間では認識が違うようだ。

我々医師出身の研究者は、臨床医学を通じて人間を全体として見るトレーニングを受けている。それが非医師の研究者との最大の違いであり、アドバンテージの一つだろう。実際、我々は彼らのやや表層的な考え方に、どこか物足りなさを感じることが多いのだ。

それゆえ筆者の大学時代の恩師で、病理学の大家でもある教授が教えてくれた、がんの「定義」が印象的だった。

「がんとは、人間を死に至らしめる腫瘍である」と。

腫瘍とは、細胞が正常な生命維持機構から逸脱し、無秩序かつ過剰に増殖して、その結果生じる「異常組織塊」である。また良性のものと悪性のものがあり、致死性の方を悪性として、臨床医は「がん」と呼び習わしているのだ。

なお「がん」は、病理学的には専門用語で厳密に分類されている。つまり皮膚や消化管の粘膜など、身体の外界と接する細胞である「上皮」性の悪性腫瘍が「癌腫」と定義されており、筋肉や骨など体内に埋まった非上皮性のものを「肉腫」として区別しているのだ。また血液系は「白血病」や「リンパ腫」と分類するが、脳にできる「脳腫瘍」は、良性か悪性かを病理名で使い分けるのが一般的である。

しかし胃癌や肺癌など、最も馴染み深く頻度が高い「癌腫」を、悪性腫瘍の一般名詞として「がん」と呼ぶようになっているのも事実で、本書ではひらがなで「がん」と記載する時には、悪性腫瘍全般を指すこととしたい。

さて病理医たちは、便宜上細胞の形態や主観的印象などで良悪性を鑑別しているが、本来大事なのは顔かたちではない。最終的に、人を死に至らせしめるかどうかなのだ。がん遺伝子を持とうが凶悪な顕微鏡像を示そうが、死なない腫瘍は良性なのである。

とはいえ、がん細胞の病理像と、臨床経過が極めてよい相関を示すのもまた事実だった。これは長年にわたる臨床医と病理医たちの努力の結果なのだ。

こうしてがんは、当初医者だけの領域だった。だがやがて生物学者が参入を始めると、しだいに医学の重要なテーマの一つとなっていったのである。

†生物学者から見たがん

次は「生物学者のがん」について、その歴史から語ってみたい。

がんは長年人類を苦しめてきたが、近代科学が勃興する以前には、人知の及ばないものだった。誰も何もできず、しかも何の手も打とうとしなかった。せいぜい正体不明のニセ薬に頼るか、神に祈り、奇跡を待つしか他になかったのだ。

しかし近世に入ると、ようやく医学にも科学的思考が導入されるようになる。そして科学者たちがまず闘いを挑んだのが、そもそもどうしてがんが発生するのか、という問いであった。その原因を除去できれば、がんは予防可能な疾患となり、いずれ克服されると考えたからだ。

十九世紀になると、デンマークのフィビゲルが「寄生虫発がん説」を提唱した。同時期にはドイツの病理学者ウィルヒョウが「がん刺激説」を唱えたが、これらはがんの発生メカニズムを説明しようとした最初のものだった。

日本においても一九一五年、山極勝三郎と市川厚一らはコールタールを用いて、世界で初めてウサギに人工的に発がんさせることに成功した。彼らは惜しくもノーベル賞を逃したが、化学物質ががんを引き起こすという事実は画期的だった。それは再現実験が可能だからで、またがんがいよいよ科学の対象となった、記念すべき発見でもあったのだ。

さらに時代が下ると、放射線やウイルスなども発がんの原因になることが証明される。まもなく遺伝子の本体が明らかとなり、分子生物学が医学研究を巻き込み始めると、今度はがんの謎が、遺伝子の言葉で解明される時代が訪れた。

一方、歴史を俯瞰してみれば、がん研究はその黎明期においては主に、臨床医により始められたことがわかる。というのも、彼らはがんに苦しむ患者たちを前にし、研究の必要性を痛感したからに他ならない。しかし遺伝子の時代となると、がん研究は実験室の中だけでも可能となり、主力は非医師の生物学者たちに移っていった。

これはある意味、必然の流れだった。古典的な生物学者は、当初個体まるごとを対象とした研究をしていたのだが、細胞培養の技術が完成すると、彼らは細胞レベルの研究に興味を持ち始めた。それには生きた細胞を安定的に入手する必要があり、常に増え続ける細胞が求められたのである。

だが正常細胞を長期培養すれば、いつか必ず増殖が停止し、全滅してしまうことが知られていた。そのため充分な量の細胞を用意するには、毎回大量の個体を殺処分しなければならず、かなりの手間だった。

ところががん細胞株なら定期的な世話だけで無限に増殖を続け、便利この上ない。こうしてがん細胞が研究の道具として選ばれ、細胞生物学の研究は、同時にがん細胞の研究ともなったのである。

一方で、生物学者にとっては患者の死などとは無縁であった。必要なのは増え続ける便利な細胞であり、彼らにとってがん細胞は、単なる材料に過ぎなかった。

医師たちは、目の前の死にゆく患者たちの存在に突き動かされ、それを研究遂行の動機とする。しかし生物学者たちは、自然の不思議に感動し、その謎を解くことにのみ関心があった。

そのため黎明期の彼らは「がん細胞」を、単に無秩序かつ無限に増殖する細胞として捉え、ヒトの病気としての「がん」とは切り離して考えていた。そしてこれこそが医師と生物学者との見方の違いであると、筆者は考えているところなのだ。

†ヒーラ細胞株の樹立

がん細胞が培養細胞として用いられるようになると、結果としてがん研究に急速な進歩がもたらされた。そして世界で初めて樹立されたヒトがん細胞株には、それにまつわる興味深いドラマも伴っていたのだ。

ついでに語るにはあまりに有名なエピソードなのだが、がん研究者以外にも是非知って欲しい逸話なので、この場を借りて紹介しておきたい。ただし、開発に至るまでの経過ではなく、その後に巻き起こった事件である。

筆者もかつて実験に使用したことのあるその株は、「ヒーラ（HeLa）」という愛称で呼ばれていた。アメリカのジョンズ・ホプキンス大学で、一九五一年に子宮頸がんで亡くなった、三十一歳の黒人女性から樹立されたものである。その名は彼女の本名である、ヘンリエッタ・ラックス（Henrietta Lacks）にちなんでいた。

彼女の主治医はハワード・ジョーンズという名の医師だった。そしてそもそものはじまりは、彼が手術後にヘンリエッタの病理標本を、同僚の生物学者であるジョージ・オットー・ゲイに手渡し、細胞株の作製を依頼したことだった。ゲイは当時、世界で初めてマウスの株化細胞を樹立した人物で、細胞培養のパイオニアだったからである。

がん細胞の株化が成功するかどうかは、実は今も同じで、ほとんど運にかかっている。そして幸運はまずゲイに舞い降り、ヘンリエッタのがん細胞は順調に育ち始めた。

世界初のヒトがん細胞株・ヒーラは、こうして誕生することとなったのだが、これは生物学者だけでなく、がん研究医の悲願が叶ったことも意味していた。一方ヘンリエッタは、残念ながら手術の甲斐なく亡くなってしまう。そしてヒーラの方は、彼女の死後数奇な運命を辿ることとなったのだ。しかも、歴史の中に埋もれてしまいそうな年月を経てからである。

科学の世界では、研究者が自分で作製し、自分しか持っていない材料であっても、いったん論文で公表してしまえば、それを利用したい研究者の求めに応じて無条件に提供する義務がある。そのためジョーンズとゲイは、すぐ世界中にヒーラ細胞株を配り始めた。

ヒーラは培養方法の簡便さと旺盛な増殖力で、瞬く間に世界中に広まった。すぐにがん研究の標準株となっていったのだが、その事実を亡くなった本人はもちろん、遺族ですら誰一人知ることはなかったのである。

ヒーラの誕生は、確かに医学の進歩における大きな一歩だった。だがいつの間にか商業的にも利用されたことで、問題が複雑化してしまった。というのも当時の常識では、医師が患者から取り出したサンプルの所有権や知的財産権は、完全に患者の手から離れるものと見なされていたからで、それゆえヘンリエッタとその家族には、それに関して何の説明もなかったのだ。

知らない間に母の肉体の一部が世界中で生き続けている——。衝撃的な事実を遺族が偶然知ったのは、ヘンリエッタの死後二十年以上経過してからだった。そしてようやくすべてが明らかになったのは、半世紀近くを経て、さまざまな論争を巻き起こし、著書やドキュメンタリー映画になった後だった。

とはいえ、医学の歴史は常に、累々とした屍の上に成り立っていた。それまでそれに、いちいち対価が支払われた例など一度もなかったのも確かだった。

それゆえ最終的に、ヘンリエッタの遺族たちには何の金銭的利益ももたらさないまま、この問題は幕を下ろす結果となったのである。

結局医学の進歩の恩恵というものは、患者本人ではなく、後の世代にのみ与えられるものなのだ。ただし「健康」や「寿命」という、金銭に代え難いものだけである。ヘンリエッタも、ただその例外にはなれなかっただけだった。

さて、こうして医学の歴史に永遠に名を残すことになったヘンリエッタは、ヒーラとして今もなお世界中の培養器の中で生きている。そして数十年もの間増殖を続けた細胞は、三十一歳で死んだ彼女の体重を、今やはるかに超えてしまった。

一方、ゲイにはそののち別の運命が待ち受けていた。実はヒーラ樹立の約二十年後、今度は自らが膵臓がんに侵されてしまったのだ。

死を覚悟したゲイは、手術の執刀医に、摘出標本から新しい膵がん株を樹立して欲しいと懇願したそうである。科学者として、彼らしい振る舞いだった。

ところが医師は、彼の頼みを聞き入れてくれなかった。理由は定かでなかったが、手術後にその事実を知ったゲイは落胆し、また怒りにも震えた。だがどうすることもできず、ゲイは失意のまま、静かに息を引き取ったそうである。

かくしてヒーラにまつわる二つの物語は、対照的な結末に終わった。そしてこれらのエピソードを初めて知った時、筆者の胸にもさまざまな思いが去来した。というのも、それらをがん研究に生涯を捧げた科学者の、ロマンのようにも感じたからだ。

紆余曲折を経て、ヘンリエッタ・ラックスは、自分のまったく知らない間に永遠の命を得ることとなった。またジョージ・オットー・ゲイは、ヒーラが世界中でがん研究に用いられる過程を、死ぬまで見守り続けた人物だった。

ならばゲイも、同じく細胞株となって、どこかの培養器の中で生き続けたかったのだろうかと、筆者はつい空想してしまうのである。

2　がん研究最前線

†セントラル・ドグマ

ヒーラの樹立を皮切りに、がん細胞株という強力なツールを手に入れた研究者たちは、いよいよ新しい時代を迎えることとなった。そしてこの節では、新しい時代におけるがん研究の進歩を、ひとまず駆け足で紹介していきたい。次章以降の内容を理解するのに、良い予習となるはずだからである。

ヒーラ以前のがん研究は、患者や実験動物を丸ごと、あるいは摘出した組織を形態学的に調べることしかできなかった。しかし技術の進歩は、がんを細胞レベルで生きたまま、無制限かつ自由自在に扱うことを可能にした。

またヒーラ以降、生命科学全体でも大変革の時期を迎えていた。すなわち遺伝子研究の世紀が到来し、観察と記載を中心とした従来の研究から大きくシフトし始めたのである。

その発端は、一九五三年にジェームズ・ワトソンとフランシス・クリックが、遺伝子の本体であるDNAの三次元構造を突き詰めたことだった。自然科学の最高権威、「ネイチャー」誌に掲載されたわずか二ページのその論文は、DNAの二重らせん構造が、遺伝情報保持のための驚くべき仕組みである事実を解明したのだ。

ちなみに生物学の世界では、「セントラル・ドグマ」という言葉を好んで用いる。例外のない、基本的な原理原則の意味だが、この場合は遺伝情報を保持するDNAから、その情報がいったんRNAに写し取られ、最後に蛋白質が生成されるという一連の流れだ。

しかもこれは、常に順方向の伝達で、決して逆向きに伝わることはない。そして彼らの発見は、生命現象の基本原理を確立する、決定的証拠となったのである。

この発見を契機に、今度は遺伝子を意のままに操る技術、すなわち遺伝子工学が勃興した。やがてこの技術は、生命科学の研究そのものを根本的に変えてしまった。

いわゆる「遺伝子万能時代」が到来したのだが、その主張に従えば、生命現象はすべて遺伝子発現の結果として解釈できるということだった。また人類を苦しめた病気も、ほとんどが遺伝子に原因を求められるはずだと考えられたのである。

ならば病気も、人為的に遺伝子を操作することで、克服可能となるに違いない。だがそれは、科学が生命を操る時代が到来したことを意味していた。

つまりこの時から、人類は「神の領域」にまで足を踏み入れてしまったのである。

†がん遺伝子

遺伝子工学の発展は、科学者たちに無限の可能性を感じさせた。ところがそれは、彼らにまったく逆の問題の存在を認識させてしまう結果となった。つまり「木を見て森を見ず」のたとえの如く、遺伝子の全体像が明らかとならない限り、いつか必ず研究が行き詰まるのが目に見えてしまったのだ。

こうして立案されたのが、「ヒトゲノム解読計画」だった。ゲノムとは、生物個体の「遺伝子全体」を指しているが、その計画は、文字通り完全な「ヒトの設計図」を手に入れることを意味していた。そして人類は、ワトソン、クリックらの発見からちょうど五十年後、再び科学史に巨大なマイルストーンを置くことになったのである。

それまでの医学研究は、たとえるなら小舟で大海原を漂流しながら世界を探検していたようなものだった。偶然の遭遇に頼るしかなく、効率的な発見などは望めるはずもなかった。

ところが、手に入れた地図の威力は絶大だった。それをもとに、「人体」という複雑極まりない装置のメカニズムを、あたかも通い慣れた道を歩くように、理路整然と理解することが可能となったからである。

これにより、医学研究の方法論が一八〇度転換する結果となった。もちろんがん研究も同様で、それはまさに歴史的な分岐点となったのだ。それゆえここからは、現在までのがん研究史を、近代医学の黎明期から大まかに辿ってみよう。

ヒトゲノム計画の重要性を認識させ、早期の着手を促したのは、実はがん研究での必要性に迫られたのも一因だった。初期の遺伝子研究は、早くも「がん遺伝子」の存在を仄《ほの》めかしていたが、がんの成因の研究は、二十世紀初頭より地道ながらも着実に成果を上げていたのである。

序章で触れたように、古くは日本の病理学者、山極勝三郎による化学物質刺激説にはじまる。

またノーベル賞を二度受賞したキュリー夫人は、放射線を浴びすぎたせいで白血病になったとされており、放射線の危険性は早くから指摘されていた。

生物学的要因では、ペイトン・ラウスがニワトリの肉腫ウイルスによる発がんを証明した。

これらはまだ野口英世の時代の研究だったが、化学物質・放射線・ウイルスといった外的要因が、当時まだブラックボックスだった細胞の中に「何か」を起こし、がんを発生させるところまでは解明されていたのだ。しかし遺伝子工学の時代が到来するまで、中での出来事は、何の手がかりも摑めなかったのである。

そんな状況を打破したのが、ハロルド・バーマスとマイケル・ビショップによる「前がん遺伝子」の発見だった。ラウスにより、がんはウイルス由来のがん遺伝子が、細胞増殖を暴走させることで生じると信じられるようになっていた。だがバーマスとビショップは、がん遺伝子が、実はゲノムに元々あった正常遺伝子の変異したものであることを突き止めたのだ。

それゆえ彼らは、変異前の正常遺伝子を前がん遺伝子と提唱し、変異後の「がん遺伝子」が、がんを引き起こす最初のきっかけだとした。その説は、次第にセントラル・ドグマとして確立していき、一九八九年、彼らはついにノーベル賞を受賞したのである。

こうしてがん遺伝子が初めて認知されたのだが、話はこれで終わらなかった。その後、反対の性質を持つ「がん抑制遺伝子」が発見されたのだ。

がん抑制遺伝子とは、ふだんは細胞増殖のストッパーとして働いているものだった。だが突然変異によって機能を喪失してしまうと、細胞は制御不能の増殖サイクルに入ってしまう。やがて細胞は暴走を止められず、ついにはがん細胞と化すという筋書きだったのである。

これらの一連のストーリーは、本書の主題の一つとして後述するが、そんな遺伝子変異は、もはや数え切れないほどリストアップされている。

ヒトゲノムが完全解読されて十年以上経過した現在では、ほぼ出尽くした感があるほどで、現代医学に欠かせない基盤となっているのだ。

†エピジェネティックスと発がん

「ヒトの設計図」の誤植ががんを発生させることは、ヒトゲノム計画の完了を待たずして疑いようのない事実となった。

ところが不思議なことに、がんには遺伝子の変異だけでは説明しきれないものがあることもわかってきた。がん関連遺伝子をしらみつぶしに探索しても、明確な遺伝子の配列変異を伴わないがんが存在していたのだ。それはDNA配列以外の部分の、化学的変化によるものだった。

ゲノムには、実は遺伝暗号以外の情報も書き込まれているのをご存じだろうか。DNAを包む構造蛋白質に、特殊な化学標識が付加されており、それが遺伝子発現の調節に、重要な役割を果たしているのである。

配列以外の情報を、ゲノムに対して「エピゲノム」と呼ぶ。ところがこの修飾は、DNAが複製されたあとにも、同じ場所で保持されるのが特徴だ。

これはまた、細胞分裂が進んでも、個体としてはその発現制御を解除できないことを意味していた。その結果、遺伝子変異と同等の影響をもたらすことがわかったのである。

このように、エピゲノムを研究する学問領域を「エピジェネティックス」と呼ぶ。そして発がんのもう一つの形態に「エピジェネティック発がん」が存在することが、最新の研究でわかってきた。

これによる発がんは、遺伝子の変異を伴わない。そのためがん化は可逆的で、正常なエピジェネティック状態に戻してやれば、がん細胞を正常細胞に戻すことも可能なのだ。その最初の例が、胚細胞のがんである奇形腫だったのである。

実際、マウスの奇形腫からとった細胞を、受精卵に混入させて発生を進めさせると、驚くべき現象が起こることが知られている。つまりがん細胞が、受精卵にもともとあった細胞と混じり合い、正常個体として発生するのだ。すなわちがんは、必ずしも不可逆的な変化の結果生じるのではないことがわかったのだ。

後に詳述するが、一九七〇年にカーンは、マウスの奇形腫から胚性がん細胞（ＥＣ細胞）を樹立した。さらに一九七五年になると、イルメンゼーはEC細胞をマウス初期胚に移植し、モザイク状に細胞が取り込まれた「キメラ動物」の作製に成功した。

こうした背景から、一九九〇年代半ばになると、がんの発生や進展に、遺伝子だけではなく、このエピジェネティックな変異も重要であることがわかってきた。すなわち両方の異常が蓄積し、やがて発がんへと進展していくことが証明されたのである。

これらは、がんの治療戦略を立てる上で、極めて重要な発見だった。ゲノムのエピジェネティック修飾を解析することが可能となったため、その有無を判別することで、がんの診断に応用できるようになった。またその修飾を解除することによる、新しいがん治療の可能性も開かれたのだ。

†幹細胞との共通点

ここで再び、話題を山中博士のiPS細胞に戻そう。本書の冒頭でまずそれに触れたのは、実はがんとの関わりで、極めて重要な意味があるからだ。

がんとiPS細胞は、一見して何の関係もなさそうである。しかしiPS細胞を臨床応用する場合、その最大の問題点をご存じだろうか。

それはiPS細胞を作製するさい、強力な「がん遺伝子」を用いていることなのだ。つまり

iPS細胞から組織を作製し、いったん体内に移植してしまえば、発がんの危険性を消し去ることができないのである。

初期のマウス実験でも、その懸念は現実となっていた。iPS細胞は頻繁に腫瘍化してしまい、問題は早くから認識されていたのだ。

ましてや人体への応用には、慎重にも慎重を期する必要がある。それゆえiPS細胞は、「夢の万能幹細胞」であると同時に、「悪魔の時限爆弾」となりうる可能性を秘めていたのである。

万能細胞とはすなわち、ありとあらゆる細胞となりうる、究極の未分化細胞であることを意味している。そしてがん遺伝子の問題以外にも、未分化細胞が隠し持つ、がんとの共通点が指摘されていた。

がんの場合、その組織を顕微鏡で観察すると、ある程度特徴的な構造を残しているのがわかる。これにより、病理医は原発巣の組織診断をするのだが、一部は崩れた構造をとり、その中に、しばしば正体不明の細胞が見られる。特徴が乏しく、どんな機能を持つのか推定不可能で、幼若かつ未分化な形態をしているがん細胞だ。

解析技術の進歩により、こうしたがん組織は、さまざまな分化段階のがん細胞が混じった、種々雑多な細胞集団であることがわかってきた。そして正常組織中にも、そんな幼若な細胞が存在することは、まだ技術が未熟な時代から判明していたのだ。

正常組織では、いったん細胞が成熟して分化細胞となると、もはや増殖することはない。あとは役目を終えるまで、細胞が死ぬのを待つだけだ。だが組織を維持するには、常に細胞を新しく供給しなければならない。その役目を担う根幹の細胞を「幹細胞」と呼び、組織内のほとんどの細胞を生み出す「起源細胞」であると信じられてきたのである。

幹細胞は、ふだん組織のどこかにじっと潜み、冬眠のような状態にあると考えられている。しかしたまに分裂し、「前駆細胞」を生み出して、決して細胞供給を途切れさせない。またこの前駆細胞は、成熟細胞に比較して幼若で、遺伝子の発現パターンも幹細胞に近いが、極めて活発に増殖するのが特徴だ。

最近の研究で、ようやく正常な幹細胞の正体が明らかにされてきたが、がん細胞にも見られた正体不明の幼若細胞が、実は幹細胞の性質を有しているのではないかと提唱され始めた。

大多数を構成する通常のがん細胞の他に、幼若ながん細胞が混在しており、それが通常のがん細胞を供給しているとの考えである。そのためがんの病態は、正常な細胞の供給システムが破綻していることこそ、その本質であることが示唆されたのだ。

無制限に増え続ける細胞が、全身に悪影響を及ぼし、その結果として人が死に至る。実際、慢性骨髄性白血病が、その格好の例として知られている。さまざまに分化した血液細胞の中に、フィラデルフィア染色体という共通のゲノム異常が発見され、その遺伝子産物が、細胞増殖を攪乱していたのである。

また多様な異常血液細胞の中に、同じ遺伝子変異が見られたのは、一つの理由しかない。すなわち、それらの祖先となる細胞に、すでに変異が存在していたのだ。そのおおもとの細胞こそ、実は幹細胞ががん化したものだった。

この発見は、本書のテーマである「がん幹細胞理論」が誕生するきっかけにもなったのだが、内容についてはこれから順を追って解説していこう。

またこの理論は、まったく新しいがん治療の理論的基盤として、がん患者の未来を大きく変えようとしているのである。

3 がんの未解決問題

†転移と再発の謎

ここまでで、おおよそ二十世紀までのがん研究の進歩を概説した。だが、研究者たちの不屈の努力にもかかわらず、現在でも多くのがんは「不治の病」であり続けている。

それは今もなお、解決しきれていない多くの謎が、がんには残っているからだ。ゆえに本節では、がんの克服にどんな障壁が、まだ立ちはだかっているのかを整理してみたい。

生じた腫瘍が悪性か良性かは、先に述べた通りである。人が死ぬのががんだが、どうして死に至るのかを考えればわかりやすいだろう。

がんはその場にとどまっている限り、がんだけで死ぬことは少ない。手術で切除できれば根治も望めるし、放射線治療も、ピンポイントで照射可能ならかなり有効である。それでも死ぬとすれば、「転移」が最大の理由で、これが第一の要因であるのは間違いない。

転移とは、すなわち原発巣から分離したがん細胞やがん組織が、血流やリンパ流に乗って離れた場所に引っかかり、その場で自律的に増殖するがん病巣を作ることである。

もし腫瘍にそんな性質が見られれば、それは決して良性ではなく、悪性のがんそのものだ。そして転移病巣が増えすぎれば、やがて全身ががん細胞に食い尽くされることとなる。

第二の要因は、原発巣・転移巣を問わず、がんが周囲の組織に「浸潤《しんじゅん》」し、破壊することである。良性腫瘍の場合、それは皮膜に包まれたまま、体積だけが増大する。周囲の組織を圧迫することはあっても、もとの組織との境界は明瞭だ。

がん細胞は、周囲の正常組織を破壊しながらがん組織に置き換え、重要臓器を機能不全に陥らせる。あるいは周囲を走行する血管を食い破り、止血不能の大出血に至らせる。そしてこれらの性質こそが、良性と悪性の最大の違いなのである。

良性腫瘍の摘出手術は非常に簡単で、包んでいる皮膜を剝離するだけできれいに分離できる。しかし、がんの場合は正常組織との境界が不明瞭で、どこまでがんが拡がっているのかは顕微鏡で観察しなければわからない。それゆえ確実に摘出するには、広く周囲の正常組織を一塊として切除する必要があるのだ。

第三は、「転移」と「浸潤」といったがんの性質からわかるように、それらの結果生じる「再発」という問題が、死への決定打にしている。

がんは手術で、病巣を周囲の正常組織もろとも摘出するのが基本だ。これにより、将来にわたって転移も再発もなければ、がんは「治癒」したこととなる。

ところが、がんはしばしば再発する。局所で取り切ったと思ったがんが、実はもっと遠くまで周囲を浸潤していれば、忘れた頃に原発巣周囲で再び出現する。また転移巣は、原発巣を摘出してかなり経ってから、突如として姿を現すことも多い。最初の検査で発見できなかった小さな病巣が、遠隔地ですでに形成されつつあったためと推測されるが、これもまた「再発」と呼んでいる。

浸潤と転移さえ防げれば、事実上それは良性腫瘍と同じである。すなわち、ほとんどのがんは再発を食い止められ、根治も可能なはずなのだ。

だが、現実はそうではない。

近年の細胞生物学の進歩で、浸潤や転移の分子機構はかなり解明されてきたが、人類はまだそれらを完全には防ぎきる手段を持ち合わせていないのだ。悪知恵の働くがんは、最後の最後で科学の追及の手を逃れ続けているのである。

†抗がん剤耐性

十八世紀、イギリスの解剖医かつ外科医だったジョン・ハンターが、本格的に乳がんの手術に挑戦して以来、医者はようやく本気でがんを「治療」する試みを始めた。

その後、がんは二十世紀になるまで手術が唯一の治療法だった。しかし、その科学的な評価は不十分なままで、明確に有効とされる治療法は、放射線や抗がん剤の開発まで待たねばならなかったのである。

二十世紀後半を迎え、それらがしばしば手術と併用されるようになると、初めてがんの標準的な治療法が確立された。特に抗がん剤は、放射線に比べて治療回数に制限がなく、種類を変えれば何度でも使用できるのが特長だった。そのため、手術不能例でさえも、生存期間の改善に大きく役立つ結果となったのだ。

だが長期的に見れば、多少の延命効果はあったものの、ほとんどのケースで最終的な「がん死」は避けられなかった。その理由は再発したがんが、今度は「抗がん剤耐性」を獲得していることだった。

抗がん剤による初回治療を終えると、がんは縮小し、ときに完治したかのようになる。画像検査や腫瘍マーカーも陰性となり、がん細胞がすべて死滅したかのような期間がしばらく続く。しかしそんな場合でも、がんはしばしばまた増殖を開始する。中には数年を経てから再発する例も珍しくないのだ。

ところで、実験室での抗がん剤は、実に強力な薬だ。培養がん細胞はことごとく死に、マウスのがん移植モデルでも、まさに「夢の薬」のように振る舞い、見事に完治させてしまう。

だがベッドサイドで生身の人間に使用すると、いつも期待を裏切られる。最初からほとんど効果がない場合もあるが、初回はよく効いたのに、再発がんでは腫瘍縮小効果がないばかりか、副作用で苦しむだけというケースが非常に多いのだ。

患者が副作用に耐えうる用量で、腫瘍縮小効果のまったくなかった場合は、抗がん剤がそもそも有効濃度に達していないことを意味している。だからといって有効濃度まで増量すれば、今度は先に正常細胞が死んでしてしまい、重篤な副作用を起こしてしまう。

問題は、一度目は効いたがんなのに、再発後に同じ濃度で投与すると、効果がなくなっている場合である。これまでは、薬剤がＤＮＡを傷つけ、薬剤耐性を獲得するような遺伝子変異が起きたせいだと考えられてきたが、それだけでは説明がつかなかったのだ。

通常の抗がん剤は、活発に増殖する細胞のみを標的にする「細胞毒」である。そのため、もしがんが均質な細胞だけから構成されているなら、抗がん剤への感受性も同じだ。それゆえ、分裂周期を考慮して何度も投与を繰り返せば、理論的には数度でがん細胞を根絶やしにできるはずだった。

にもかかわらず、再発してしまうのは、がんが実は均一な細胞集団ではないことを意味していた。これには二つの可能性が考えられるが、一つ目は、がん組織にもともと少数の「抗がん剤耐性細胞」が混在しており、通常濃度の抗がん剤では死滅させられないという説である。治療が終われば、生き抜いたがん細胞が主体となって、ただちに増殖を再開する。そして最終的に、がん組織は耐性細胞ばかりになっているという筋書きだ。しかしこの説では、いつの間にそんな細胞が誕生したのかを説明できないのが欠点だった。

もう一つの可能性は、がん組織中のどこかに、滅多に増殖しない冬眠状態のようながん細胞が潜んでおり、通常のがん細胞の供給源となっているという説だ。

そんな細胞は、そもそも抗がん剤の影響を受けることがない。しかも、細胞内に入った抗がん剤を排出する「ポンプシステム」を装備している場合もあり、抗がん剤投与が過ぎれば無傷のまま、再び通常のがん細胞を供給し始めるのである。

いずれのケースでも、特殊ながん細胞が耐性の原因となり、子孫もその性質を引き継ぐ。また抗がん剤に耐えた細胞は、治療中にも新たな変異を獲得し、さらに強力な耐性を示すだろう。

変異を積み重ねたがん細胞が、爆発的な増殖を再開してしまうと、もう誰も止められない。医者は匙を投げざるをえなくなり、患者に余命宣告を下す時がきてしまうのである。

†がん細胞の起源

最後に残る謎は、がんが科学の対象になった時からの疑問だった。すなわちがんはどこからきたのか、言い換えれば、どんな細胞に由来するかである。

がん研究のごく初期から、それは原発巣にあった正常細胞のどれかだろうと推測されていた。がん組織を顕微鏡で観察すれば、もとの組織と類似した構造を保っていることが多く、それゆえもともとそこにあった細胞が変異し、がんが生まれたのは容易に想像がついたのだ。

また、がん組織を形づくる、いびつな細胞をよく見れば、もう一つのことに気付くだろう。つまり、終末分化したかに見える細胞から、正体不明の幼若な細胞まで、さまざまな種類の細胞が見られるという事実である。

がん細胞といえども、成熟した形態を示す細胞は、これから盛んに分裂するようには見えない。そのためむしろ、幼若に見える細胞こそががんの起源だと推測された。

しかし、それもまた科学的な確証があるわけではなかった。というのも、つい最近まで細胞が、どのような順序で分化していくのか、ほとんど解明されていなかったからである。がんの起源を明らかにするには、まず正常細胞における細胞系譜の確立が必要不可欠だったのだ。

二百種類以上あるとされる細胞のうち、その系譜がほぼ解明されたのは、これまで血液細胞くらいである。特に固形臓器では、その技術的な困難さにより、いまだに不完全なものしか存在していない。

そうは言っても、一個の受精卵からすべての臓器が形成されるように、がんも元を辿れば、たった一個の細胞に由来しているのは間違いない。それが突き止められれば、がんが発生するメカニズムの解明が期待できるし、がんの「予防」も可能となるかもしれないのだ。

先に触れたが、現代では慢性骨髄性白血病の研究から、それに対する一定の回答を得られている。造血系は、初めてその細胞系譜が明らかにされ、また体外に取り出し、生きたまま個々の細胞を観察することが容易だったからである。

この白血病は、一見正常にも見える成熟白血球細胞が、循環血中に増えすぎてしまうのが病態の本質だ。そして長い経過のあと、ほぼ確実に急性白血病へと移行し、確実な死が訪れる。

だが興味深いことに、慢性期にはさまざまな分化段階の白血病細胞が見られるのだ。これはすなわち白血病細胞が、正常造血系と同じ細胞系譜を辿って増殖していることを意味していた。

実際、すべての白血病細胞には共通の染色体異常が検出され、細胞系譜の一番上流に位置する細胞が、全体の起源細胞であることを示していたのである。

このように、がんにはまだいくつかの未解明問題が存在しているが、解決の糸口は見え始めている。それは幾多の科学者たちの、長年にわたる汗と執念の結果だった。

次章以降はその壮大な歴史をひもとくことで、人類は何を知り、どのようにしてこの悪魔と闘ってきたのかを紹介したい。

そしてまた、筆者はこの病気に苦しむ人々に、希望の扉の向こう側をお見せしたいと願っているのだ。

第二章　がん研究の近代史

1　人類最大の敵との闘いの歴史

†あるがん患者の死

筆者が医師出身の研究者なのは、本書の序章で述べた通りである。医師免許を取った直後、故郷の京都を離れて、東京で産婦人科の研修医となったのだが、この章ではまず、筆者の個人的な経験を語らせて頂きたい。というのも、それが医師として、また研究者として、その後の人生に大きな影響を与えたからだ。

新人として働き始めた筆者は、最初に婦人科病棟の勤務に配属された。当時の大学病院は、新人研修医が産科と婦人科の病棟に別々に割り振られていたため、筆者は当初分娩を見る機会がほとんどなかった。

巨大病院だけあって、産科病棟では母体も胎児も危険な患者ばかりで、いかにも深刻な状況だった。とはいえ意外なことに、病棟は患者もスタッフも、どことなく明るい雰囲気だった。というのも、彼女らは新しい命を待ちわびる気持ちを、やはり隠し切れなかったからである。

一方、筆者がいた婦人科病棟は、入院の八割以上が子宮がんや卵巣がんの患者で占めていた。表面上は落ち着いていても、彼女たちは常に死への不安が暗い影を落としていた。そして筆者が受け持ち患者の死を初めて経験したのは、働き始めてからわずか半月ほどだった。

彼女はまだ四十歳前後で、小学生くらいの子供が二人いた。しかし子宮がんが全身に転移し、がん性の胸水で常に呼吸困難を訴えていたのだ。

がんがここまで進行していれば、もう打つ手はない。家族にも全てを話し、覚悟を促していた。また彼女の苦痛を取り去るには、鎮静剤で意識レベルを下げるしか方法がなかったのだが、それは同時に、呼吸不全による死のリスクと引き替えだった。

筆者が手術で病棟を留守にした時、ついに恐れていた事態が起こった。駆けつけた時にはもう遅く、傍らに呆然と立ち尽くす夫と、泣きじゃくる小学生の子供たちが亡骸《なきがら》を取り囲んでいた。なりたての研修医がかける言葉など、どこにも見つからなかった。

この時初めて、筆者は「がん」という病気の恐ろしさを知ったのだ。

進行がんはしばしば手術不能で、抗がん剤も効果を実感した症例はほとんどなかった。また婦人科病棟は「がん病棟」と化しており、その後も毎週のように臨終に立ち会うこととなった。はやくも筆者は、医学の限界を見せつけられたようだった。「死」が日常となり、無力感だけが支配していった。そしていつしか、素朴な疑問を持つようになったのである。

がんという病気は、一体いつから、またどうしてあるのだろうかと。

本章では、まずこの問いかけから論を始めたいと思う。敵に勝つには敵自身を知らなければならない。それには、物事の始まりから考えるのがふさわしいはずである。

†歴史に残る最初のがん

序章で述べたとおり、病気の歴史を振り返れば、実はがんは必ずしも主役ではなかった。長らく人類には、感染症が最大の敵として立ちはだかっていたからだ。

細菌感染症であるペストやコレラは、中世のヨーロッパ世界で数多くの悲劇をもたらした。結核も好んで若者を襲い、つい最近まではこちらの方が、身近な「死の病」として恐れられていた。またウイルス感染症である天然痘も、かつては世界中で猛威をふるい、アメリカ大陸の先住民族を全滅寸前にまで追い込んだ歴史が知られている。

では主役でなかったがんが、どうして他の病気を差し置き、君臨するようになったのだろうか。それには皮肉なことに、医学の進歩が深く関わっているのである。

まず医学は、ワクチン治療と抗生物質の開発により、感染症を主役の座から引きずり下ろすことに成功した。次いで生活習慣病である脳卒中と心臓病についても、予防医学と治療法の進歩により、直接の死因としては次第に減少傾向となっていった。

それにより、人類の寿命は飛躍的に延びる結果となった。ところががんは、基本的に老化に伴う遺伝子変異の累積で生じるため、老人ほど頻度が増加するのが特徴なのだ。

それゆえ今後もがん患者は決して減らず、現代では生涯のうち二人に一人が罹患し、三人に一人がそれで死ぬようになってしまった。実は感染症で早死にしていた時代は、人々はがんになる前に死んでいただけだったのである。

ならばがんは、歴史的にはいつから「死の病」として認識され始めたのだろうか。

人間以外にも、もちろんがんは見られる。マウスの129系統は、がんの一種である奇形腫を自然発症することで有名だ。また二十世紀初頭には、ラウスによってニワトリの肉腫がウイルス感染によるものだと証明された。

時を遡れば、数千万年前に棲息していた恐竜にさえ、化石にその痕跡がみられるほどである。すなわちがんは、多細胞生物において極めて普遍的な現象と考えられているのだ。

しかし、人間のがんについての記録が極めて少ないのは、前述の理由による。がんは稀で、しかも手の施しようがなく、逆にそれが人々の関心を高めなかったのも一因だった。

そうは言っても資料を漁れば、人間のがんについての記述がないわけではない。初めてのものは、紀元前二六二五年頃に活躍したエジプト人医師イムホテプの教えを集めた医学書に書かれていた。

十九世紀に発見されたパピルスに、それが写本として残されている。その中で乳がんが、歴史上初めて他の疾患と、明確に区別されたがんとして記されていたのだ。「隆起する乳房のしこり」として詳細に観察されており、極めて客観的に、がんという病気を描写していたのである。

イムホテプは有能な医師で、そのパピルスにはさまざまな病気と、その対処法を書き残していた。現代医学から見ればまったく根拠のない治療法も多いが、それでも医者として、患者を治そうとする知恵と努力の跡はしっかりと感じられるものだった。

ところが、がんだけは違ったのである。そこに書かれていたのは、素っ気ない、しかも絶望的な一文だった。ただひとこと、「治療法はない」とだけ記されていたのだ。

あらゆる手を尽くしたにもかかわらず、イムホテプですらそう言い切るほかなかったのだろう。それは当時から、がんが医学の及ばない存在であることを、如実に物語っていたのである。

†古代・ヒポクラテスの四体液説とガレノス

イムホテプの活躍の後、がんは歴史の中に完全に埋もれてしまった。

再びがんが記録に現れたのは、紀元前四〇〇年代中盤の古代ギリシャの歴史家ヘロドトスの時代である。その著書『歴史』の中には、ペルシャの王妃アトッサが罹ったがんについて記されていた。それによると、アトッサは炎症性乳がんだったらしい。

幸いにも、彼女は摘出手術が成功して生き延びたという。だが、医学的な記述はそれだけに終わっており、がんについての資料的価値はほとんどなかった。

もう少し科学的な物証を示すならば、二千年前に作製されたエジプトのミイラがある。二十世紀初頭に発掘されたそれらには、解剖すると明らかながんの骨浸潤の所見が残っていた。それ以降の時代に作製された各地のミイラにも、同様にしばしばがんの痕跡が見られ、当時の人々が実際にがんで死んだことが示唆されたのだ。

さらに極端な例では、二百万年前の人類の頭蓋骨に残っていた、リンパ腫による変化らしきものがある。それゆえがんは、「人類最古の病気」といっても過言ではないかもしれない。だが確実に言えるのは、古代のがんは極めて稀な疾患だという事実だった。

がんは通常、皮膚がんや乳がんなどを除いてほとんどは体の外から見えない。また、当時は死んだ患者の病理解剖もなかった。そのため、たとえがんを持っていたとしても、発見されることはまずなかったのだ。がんによる全身衰弱で感染症を起こして死ぬか、胃がんなどでは栄養補給が絶たれ、枯れるように餓死するため、かわりに「老衰」と見なされていたのである。

こうしてがんは、実は長らく病気の主役ではなかった。稀な奇病ぐらいの認識しかなかったのだが、一方で、科学的精神に富んだ医師たちの好奇心を刺激しないはずがなかった。

医学の父と呼ばれ、医学に科学を持ち込もうとした最初の人物であるヒポクラテスを知らない人は少ないだろう。紀元前四〇〇年前後に活躍した古代ギリシャの医師で、四体液説を提唱したことでも重要だ。この説では、体液は血液、黄胆汁《おうたんじゅう》、黒《こく》胆汁、粘液で構成されており、それらのバランスが崩れれば、病気になるとした。

ヒポクラテスはまた、がんも同じく体液の乱れによって生じるものだと考えた。そしてがんに相当する用語として、はじめてギリシャ語で「蟹」を意味する「カルキノス」を用いた。しかし悪性や良性の区別はせず、乳がんや皮膚がんなどの表在性の腫瘍を総称して、そう呼んでいたようである。

それから五世紀後の紀元一六〇年頃になると、ギリシャの医師クラウディウス・ガレノスが、ヒポクラテスの四体液説を完成させた。がんについてはこのうち最も有害な、黒胆汁の過剰を重視していたようだった。

つまりガレノスは、貯留した黒胆汁が密度の高い塊になり、それががんとなると考えたのだ。そしてその説では、がんは全身性の黒胆汁の異常が、局所で露出したものだと見なされたのである。

実際、表在性のがんは内出血や潰瘍で黒ずんでいることが多く、彼らがそう信じたとしても無理はなかった。しかも驚くべきことに、この黒胆汁説は二千年近くにわたり、近代医学が出現する直前まで信じられ続けたのだ。

一方、興味深いことにヒポクラテスは、見えないところにあるがんは治療しないほうがよいと考えていた。それをガレノスは、がんを外科的に切除しても、すぐに別の場所に黒胆汁が集まるためだと解釈したが、これは明らかに、がんの「転移」と「再発」を観察したものだった。つまり当時から、それらががんの特徴だと認識されていたのである。

こうしてがんは、古代においては手術では治らない病気であり、むしろ手術を避けるべきだと思われていた。そしてこの考えは二千年以上も人類を支配し続け、がん患者は何もされないまま、ただ死を迎えていたのだ。

もっとも当時は、麻酔や微生物の概念など何もない時代だった。それゆえ、むしろがん患者にとっては、逆に手術のせいで命を縮めてしまうのを、防いでくれていたのである。

†中世・暗黒時代のがん治療

ヒポクラテスの最も重要な功績の一つは、医学を迷信や呪術から脱却させ、ベッドサイドでの観察を重視する、「経験科学」へと発展させたことだった。

だが彼も、重大な誤りを犯していた。つまり四体液のうち、黒胆汁だけは実際には存在しなかったのである。見てもいない黒い液体をでっち上げ、医学が本当の意味で科学になるのを長らく妨げてしまったのだ。

中世に入っても、ヨーロッパ中の医師たちは、ヒポクラテスやガレノスの誤った説を誰も疑おうとしなかった。それどころか、ほとんど絶対的真理としていたのだ。ヒポクラテスが目指したにもかかわらず、医学はまだ科学と呼ぶにはあまりに未熟だったのである。

中途半端に進歩した医術が、かえって医学の暗黒時代をもたらしていた。ようやく始まった外科手術でも、生き地獄のような血まみれの惨劇が繰り広げられるだけだった。当然麻酔など存在せず、患者はただひたすら激痛に耐えるしかなかったのだ。

そして医者もまた、患者の絶叫に動じない強固な意志を持たねばならなかった。もちろん患者も、手術を受けたところでがんが治らないのを知っていた。そしてむしろ、しばしば死を早める結果となってしまったのである。

一方、手術を拒否した患者は、ただ神に祈るか、あるいはガレノスの説に運命を任せ、ありもしない黒胆汁を散らす薬を求めた。それゆえ「がん治療薬」と称するものが、患者の弱みにつけ込んで、数限りなく現れたのもこの頃だった。

ちょうど錬金術の時代になっていたヨーロッパでは、金属や化合物などが「特効薬」と称され、法外な値で取引されていた。だがそれらはまだましで、多少なりとも科学の臭いが感じられ、やがて本格的に到来する、がんの「化学療法」の時代を予感させていた。

そのかわり、生物由来の「秘薬」はただただ怪しいだけだった。動物の内臓や歯・牙の粉末なら漢方薬にもありそうだが、ヤギの糞やカエルの足など、中には魔女の霊薬の原料とほとんど変わらないものまで投与されていたようである。

手術も薬も拒否し、ガレノス学説を信じたがん患者は、当時唯一の正統な治療法、すなわち下剤と瀉血《しゃけつ》の処置を受けることとなった。正常の体液を抜き取ることで四体液のバランスを整え、がんに対する治療効果を期待したのだ。

しかしこの処置は、もちろん何の効果もなかった。それどころか、多くの場合で手術と同様、さらに死期を早めてしまったのである。

†近世・ヴェサリウスの解剖図譜

十六世紀、すなわち近世に入ると、医学にようやく本格的な科学的思考が持ち込まれ始めた。それにはアンドレアス・ヴェサリウスの登場が、大きなきっかけとなった。

ベルギー生まれのヴェサリウスは、のちにパリに移り、ガレノス医学の正統な後継者となるべく医師を目指していた。しかし当時の医学は、ヨーロッパを代表するパリ大学ですら、その教育は惨憺《さんたん》たるものだった。

外科医たちは、まともなトレーニングすら受けておらず、解剖学の知識は皆無に等しかった。頼れるのは経験と勘だけで、手術ではやみくもに人体を切り刻み、死体の山を積み上げるばかりだったのである。

そんな状況を憂慮したヴェサリウスは、ついに自ら解剖図譜の作成を決心した。普通に考えれば、地図を持たずに安全な旅などできるはずがない。ならば自分でその地図を作ろう、そう彼は考えたのだ。

科学は先人の知識の上に成り立つものだが、そもそもガレノスの時代から、医学の進歩は止まったままだった。そのためヴェサリウスの苦難と労力は、想像を超えたものとなった。だが一五三八年、ついに驚くほど精巧で詳細な、エッチングによる図版が出版されたのである。

刊行されるや、それは予想をはるかに超え、瞬く間に医学界を席巻した。正確な地図を得た人間は、まずそれを携えて旅に出ようとするものだが、外科医たちはさっそくその図譜を利用した。その結果、外科の技術は見る間に向上し、多くの患者が救われるようになったのだ。

止まっていた医学の進歩が、ようやく動き始めたようだった。ところが、それはヴェサリウスにとっては逆に、自らを重大なジレンマに陥らせる結果となってしまったのである。

解剖図譜の完成で、ヴェサリウスは静脈から動脈に至るすべての経路を突き止め、さらには神経やリンパ管までも、残らず白日の下に晒《さら》した。人体には、もはや未知の領域は存在しなくなった。あたかもパリ全土、シャンゼリゼ大通りから貧民街の路地に至るまで、記載漏れなどどこにもない地図となっていたのだ。

ただし、その解剖図には肝心のものがなかった。つまり黒胆汁も、それが通るような管も、どこにも描かれていなかったのである。

これは二千年近く支配してきた、医学のセントラル・ドグマの最初の崩壊を意味していた。ガレノスが生み出した幻影、すなわちがんを運ぶとされる四液体の一つは、ガレノス学派自身が生んだ天才により、このとき科学的に葬り去られたのだった。

とはいえ、実は物語は、これで終わりではなかった。というのもこの時代の科学は、まだ産声を上げたばかりだったからだ。

その後なんとヴェサリウスは、それを敢えて否定せずに、放置してしまったのである。自己否定で医学を混乱させるより、むしろ科学の方を曖昧なままに留めておくことにしたのだ。

こうしてまたもやがんは、せっかくの機会を逃してしまう。そのまま正体不明の「死の病」という地位に、ヴェサリウス自身が留め置いてしまったのだった。

†解剖医ジョン・ハンターの「病期分類」

何も変わらず、それから二世紀が過ぎた。

十八世紀末、今度はロンドンの解剖学者マシュー・ベイリーが、病理解剖学の図譜を出版した。それはヴェサリウスとは反対に、正常組織ではなく病気のものだった。そしてその図版にも、やはりヴェサリウスと同じ結論が導かれていたのだ。

どんなに目を凝らしても、そこには黒胆汁や、その導管は見当たらなかった。正常組織にそれがないのはわかっていた。しかしがんの組織にも、その痕跡すら存在しなかったのである。

ここまではっきりした以上、もはや医師たちもそれを厳然たる事実として受け入れざるを得なくなってしまった。正確な「分析と記載」という近代科学の手法により、黒胆汁説は誤りであることが決定的となったのだ。科学では、目で見えるものこそが真実だからである。

がんはこれより新たな時代を迎える。次の時代の主役はマシュー・ベイリーの叔父であり、スコットランド出身の医師、ジョン・ハンターだった。

ヒポクラテスなら誰でも聞いたことがあるかもしれないが、ハンターを知る人はそれほど多くないだろう。だがスティーブンソンの『ジキル博士とハイド氏』や、ロフティングの「ドリトル先生」シリーズなら、知らない人はいないはずだ。実はハンターの邸宅が、それらの小説で舞台となった屋敷のモデルだったのである。

建物の構造は、ジキル博士の邸宅として詳しく描かれているが、ハンター自身がジキル博士のモデルだったわけではない。だが彼がある意味、そんな二面性を持つ人物だったのは確かだ。ハンターは有能な外科医だったが、同時に若手医師たちに、人体解剖を教える解剖学者でもあった。そして解剖には、本物の死体が必要だったのだ。

彼の自宅は、動物園と博物館を合わせたような不思議な造りだったそうである。さまざまな動物が飼われており、外からはそんな様子が楽しげに見えたのだろう。動物好きのユニークな学者として伝え聞き、ロフティングは彼にドリトル先生を重ねたに違いない。

しかし一方で、邸宅の裏口からはしばしば、密かに動物の死骸や解剖用の遺体が運び込まれていた。それというのもハンターの別の顔は、墓地の屍体を非合法に盗掘業者から買い取る「お得意様」でもあったからだ。

ハンターは、屍体を得るために手段を選ばなかったらしい。当時、世界一背の高い「アイルランドの巨人」ことチャールズ・バーンが死んだ時、その骨格標本を入手するために、詐欺同然の方法を用いたのは有名な話である。遺言をまったく無視した上に葬儀業者を買収し、海に水没させる棺に石を詰め、すり替えてしまったのだ。

表の聡明さと、いかがわしい裏の顔が同居したような人物だったが、ハンターは確かに、医学を近代科学へと向かわせた最初の人物だった。科学的な思考に基づき、観察と実践に裏打ちされた理論により、外科手術を近代医学に発展させたのだ。そして彼こそ、がん治療に初めて手術を積極的に取り入れたパイオニアだったのである。

ハンターによって構築された概念に、がんの「病期分類」がある。がんが周囲の組織にどれだけ浸潤しているかでステージ分けを行い、治療方針を決定するための目安とする考えだ。

つまり可動性のあるがんなら、限局性の「早期がん」で手術の適応となる。そうでなければ根治不能な「進行がん」と判断され、摘出手術は見送られた。これは現代医学にも受け継がれ、それまで医者ごとに異なっていた治療から、「標準治療」の成立へと発展していった。彼が「近代外科学の開祖」と称されるゆえんでもあるのだ。

ちなみに、ハンターのもう一つの顔は、「人類史上最も多くの人命を救った医者」の師匠だったことだ。弟子とは種痘を開発し、天然痘を撲滅に導いた、エドワード・ジェンナーである。

ハンターは、ガレノス医学に基づく瀉血や浣腸などを否定し、実験による観察を重視した。実はジェンナーは、それを受け継いだ人物に過ぎず、ハンターこそが医学を科学に昇華させた、「実験医学の父」だったのだ。

ところでハンターは、その生涯にわたって膨大な数の解剖標本を集めたことでも有名だ。執念と狂気によって集められたコレクションは、かつて一万四千点を超えていたそうである。

現在、それらはイギリス・グラスゴーのハンテリアン博物館に残されているが、それには人類が、いつの日にかきっと、あらゆる病魔を克服できるようにとの、彼の願いが込められているのに違いない。

こうしてハンターは、がんを歴史上初めて「治療」の対象に引きずり下ろすことに成功した。だが彼の努力にもかかわらず、この時代でもがんは、手術を第一選択とするには早すぎた。

それは「麻酔」という強力な武器がなかっただけでなく、「消毒」という概念さえ、生まれていなかったのも一因だった。

そしてもちろん、がんの正体が一体何なのかを、まだ誰も知らなかったからである。

2 近代医学とがん研究黎明期

†がんと手術

ハンターにより、がん治療に手術が本格的に取り入れられてから、がんは「時には治る病気」となった。手術が論理と経験に基づき、科学的に行われるようになったのが理由である。

やがて外科手術は根本的な大転換を迎えるが、ここでは順番に、その歴史を辿ってみよう。手術の歴史は、がん治療の歴史そのものでもあったからだ。

ハンターの活躍ののち、今度はアメリカで、手術史に残る重要な進歩が記されることとなった。一八四六年、ボストンのマサチューセッツ総合病院の外科講堂で、世界で初めて麻酔を用いた公開手術が行われたのだ。

満員の観衆の見守る中、外科医がふるったメスは、患者が声一つあげることもなく、いともたやすく血管腫瘍を摘出してしまった。あっという間の手術は、大成功だったのである。

その知らせは瞬く間に世界中に拡がっていった。外科医たちは、競うように手術に麻酔を取り入れ、たちまち数時間にも及ぶ難手術も行われ始めた。そして彼らはこれ以降、患者の悲鳴に悩まされることがなくなり、心ゆくまで手術に没頭できるようになったのだ。

次いで一八六五年、スコットランド出身の外科医であるジョセフ・リスターが、手術に「消毒」の概念を持ち込んだ。フランスの化学者、ルイ・パスツールの実験からヒントを得て、リスターは術後感染症の原因を、空中に漂う微生物によるものだと証明したからだ。

石炭酸による消毒は劇的な効果を示した。そして手術による感染死を、大幅に減らすことに成功し、リスターもまた、医学史にその名を残すこととなった。

とはいえリスターの説は、広く受け入れられるのにかなりの時間を要してしまった。保守的な学派の抵抗のせいだったが、ちょうどその頃、彼に身内の不幸が降りかかった。一八六九年、自分の姉が乳がんに罹患したのだ。

もちろんこの時リスターは、自ら打ち立てた理論を確固としたものにするため、実の姉を実験台にするのをためらわなかった。そしてエーテル麻酔のもと、腫瘍は無事摘出され、同時に術後感染症も防ぎきったのである。

姉は無事乳がんから生還し、近代医学によるがん治療の記念碑的な手術となったが、このの ち、麻酔と消毒という二つの強力な武器を備えた外科医たちは、まさに水を得た魚のように生き生きと活躍するようになる。手術に不可能などなくなり、乳がんなどの体表面の手術が急速に一般化すると、摘出範囲も拡大していき、より根治的な手術が行えるようになったのだ。

そんな状況で、やがて外科医たちは禁断の領域に足を踏み入れる。内臓にメスを入れ始め、「見えないがん」にも挑戦し出したのである。その中でも伝説的な人物が、ドイツ出身の外科医テオドール・ビルロートだった。

作曲家ヨハネス・ブラームスの親友でもあったビルロートは、限局性腫瘍の術式を完成させた外科医である。そして何より、世界で初めて胃がんの手術を成功させたことで有名だ。

一八八一年、世界初のその手術はオーストリアのウィーンで行われた。胃がんを摘出後、残った胃と十二指腸を吻合《ふんごう》し、機能的な再建を目指したのである。

今でもそれは「ビルロート法」として行われている手術だが、その患者は経口摂取ができるまで回復し、こちらも記録に残る重要ながん手術となった。

こうしてがんの近代的治療は、まず手術から始まった。まじないや秘薬と称するものではなく、いよいよ科学ががんを制圧する時代がきたのである。

だがリスターの姉イザベラは、世界初の手術の三年後に、肝転移による再発で亡くなった。ビルロートの手術を受けたがん患者も、リンパ節転移があったため、四カ月後には死亡した。

とはいえ、打つ手が何もなかった時代から、がんにも微かな光明が射し始めたのは確かだった。がんを切除することで、延命効果の見られる症例が現れ、ごく稀だが根治も期待できるようになったからだ。

一方で、この時初めて人類は、がんが「再発」するものだと、厳しい現実を突きつけられることとなった。たとえ手術で原発巣を完全に取りきったとしても、しばらくたつとがんはしばしば周辺に顔を出し、時には遠く離れた臓器に「転移」して、身体を蝕んでいたのである。

そしてこれより百五十年近く経った現在でも、転移と再発の問題は、我々の眼前に大きな壁として立ち塞がっているのだ。

†化学発がんと山極勝三郎

ここでようやく筆者の専門分野である、「がんの細胞生物学」について語る準備が整ったようだ。というのも、近代医学が成立するまでは、がんが「細胞の病気」だという認識すらなかったからである。がんが生物学の対象となるには、まず顕微鏡の発明によって「細胞説」が誕生し、次いでがんも「がん細胞」によって引き起こされるという発見を要したのだ。

ここではその過程を大きく省くが、当時の生物学は博物学から分派したばかりで、形態や現象の「観察と記載」が主な研究内容だった。そのため、仮説と検証に基づいた実験医学はまだ未成熟だった。

だがそんな時代に、ある日本人研究者が革命的な業績を上げたことを、我々はもっと誇りにするべきであろう。ヨーロッパで外科治療ががんを制圧し始めた頃、極東アジアの島国では、まったく異なるタイプの医者ががんの謎に挑戦しようとしていたのである。

当時の外科医たちは、確かに客観的根拠に基づいた医療を実践し始めた。しかし経験的な要素が強く、科学と呼ぶには稚拙すぎた。

その一方で、「がんとは何か」という根本的な問いかけから、その謎を解き明かそうとした研究者たちがいた。それは主に、病理学を専門としていた医師だったのだ。

病理学とは、病気の原理を解き明かし、それを治療につなげようという学問である。日本人医師で、一八九五年に東京帝国大学教授となった山極勝三郎もその一人だった。

当時の医学は、北里柴三郎や野口英世らによる細菌学の全盛期である。しかし科学者にとって、稀だがほぼ救命不可能ながんが、いかにして発生するのかも重大な関心事だったのだ。

この時代、がん発生の仮説として「素因説」や「刺激説」などが提唱されていた。しかし誰も実験によって証明することができず、仮説は仮説のままだった。山極も暗中模索を続けるばかりだったが、彼の直感が、ある研究報告から離れられなくなった。それは、貧困層に多い職業の煙突掃除夫に、なぜか皮膚がんの発症が多いという事実だった。

煙突内部は特殊な環境で、その清掃は身体全体に煤がこびりつく過酷な仕事である。彼らはその貧困ゆえ、煤《すす》まみれの身体を洗い落とすことなど滅多になかった。そのため山極は、煤が慢性的な刺激となり、煙突掃除夫にがんが発生するとの仮説を立てたのだ。

「刺激説」は、すでに提唱されていた説の一つだったが、山極はそれを臨床的な根拠として、煤の主成分であるコールタールに着目した。次に彼は、ウサギの耳にがんが発生するまで、ひたすらそれを塗り続けた。つまりコールタールの慢性刺激によって、実際にがんが発生するかを確かめるという、雲を摑むような実験を計画したのである。

だがこれは、仮説と検証という手順を踏んだ、正当な「実験科学」でもあった。こうして世界初の、いわゆる「人工発がん」実験は、山極とその助手の市川厚一によって一九〇七年頃より始められたのだ。

彼らはくる日もくる日もウサギにコールタールを塗擦《とさつ》し続けた。そしてついに発がんを成功させたのだが、論文の発表に至るまで、なんと八年の歳月を要した。またこれこそ、がん研究を実験科学に昇華させた、記念碑的実験だったのである。

ところがノーベル賞の栄冠は、東洋の島国の住人である山極の頭上に輝くことはなかった。ほぼ同時期に、別の方法で人工発がんを成功させたと主張する欧州の科学者が、医学界を席巻してしまったからだ。

†ノーベル賞の汚点

その科学者とは、デンマークの病理学者、ヨハネス・フィビゲルだった。彼は寄生虫に感染しているゴキブリをラットに食べさせることで、胃がんの発生に成功したとの論文を、一九一三年に発表したのだ。この研究で、彼は一九二六年にノーベル賞を受賞したのだが、後にこれは完全な誤りだったと判明したのである。

フィビゲルの説は、山極と同じくウィルヒョウの反復刺激説に基づくものだったが、彼の標本で見られた病変は、ビタミンA欠乏症に酷似していた。そのため明確ながん病変とはいえず、やがて結論は間違いだったと断定されたのだ。

人間が行う以上、科学の誤りは避けられない運命である。しかしこの場合、評価を急ぎすぎたのは確かだった。山極自身も四度ノーベル賞に推薦されたのだが、結局は後に否定された研究が受賞し、山極は涙を飲んだ。またこの時代、アジアの片隅で行われた科学を正当に評価する空気など、欧米社会にはまだなかったのかもしれない。

フィビゲルは、のちに自分の研究がノーベル賞史上最大の汚点の一つとされてしまうのを知らないまま、受賞の二年後に亡くなった。それゆえ、世界初の人工発がんの栄誉は、間違いなく山極に与えられるはずのものだったのだ。

こうして悲運の科学者となった山極だが、実は彼にはもう一つの顔があったことでも有名である。余談だが、ここで面白いエピソードを紹介しておきたい。文化人としての山極の顔だ。

彼は短歌や俳句においても「曲川」という号を持っているほどの風流人だった。そのため初めてウサギにがんを発見した時の感動を、次のような句に詠んでいる。

「癌出来つ　意気昂然と　二歩三歩」「兎耳見せつ　鼻高々と　市川氏」

途方もない時間と、果てしない労力でようやく成功させた人工発がんだったのだ。嬉しさが直に伝わってくるような、微笑ましい作品である。

山極の業績により、がんはようやく実験科学の時代に突入した。そして彼の作製した標本は、今も東大医学部の解剖学標本室で大切に保管されているのだ。

ちなみに筆者は、のちに産婦人科医から基礎医学研究者に転身し、東大医学部解剖学教室の大学院に入学したのだが、たまたま出入りした標本室で、実際にそれを目にしたことがある。ホルマリンに満たされたガラス瓶は、百年の歳月を経ても大切に保管されていた。がん研究の一里塚と呼ぶべき偉業を後世に語り継ぐそれらは、その証として永遠にそこに保管されるのだろう。だがその脇に、なぜか山極勝三郎本人のデスマスクが鎮座していたのが印象的だった。何の意味かと筆者も首を捻るばかりだったが、かけがえのない自分の宝物を、いつまでも見張っているかのようだったのである。

†放射線医学の勃興

山極による化学発がんの研究の、少し前のことだった。

日本から遠く離れた地球の反対側では、全く異なるアプローチから、「がん治療」を大転換させる極めて重要な研究が行われていた。海を隔てたアメリカとフランスで、それらは立て続けに、しかも驚くほど迅速に、臨床医学に応用されるようになったのだ。

ドイツのウイルヘルム・レントゲンが、X線を発見したのは一八九五年である。そのわずか一年後、二十一歳のシカゴの医学生だったエミール・グラッベは、X線をがん治療に応用できないかと思いついた。それは自分自身がX線に曝された結果、皮膚を痛めた経験があったからで、X線による細胞死の理論を、がんの治療に応用しようとしたのである。

さっそくグラッベは、乳がんに対してX線の照射実験を行った。間もなく彼は、それが予想通り顕著な腫瘍縮小効果を示すことを知った。そしてこれこそが、実は世界で初めてのがん放射線治療だったのだ。

しかしその効果は、当然ながら照射範囲に限局していた。もちろん遠隔転移のあるがんには何の延命効果もなく、最初の患者はまもなく死亡してしまった。とはいえグラッベは、この時からすでに放射線治療の将来性を確実に感じていたのだ。

一方フランスでは、その頃二人の天才科学者が「結婚」という形で結ばれた。夫の方はピエール・キュリーで、妻はマリーといった。かのキュリー夫妻のことである。

彼らが新しい放射性元素、ポロニウムとラジウムを発見したのは一八九八年だった。レントゲンが見出したX線は、高電圧加速電子によってX線管から発生させた放射線だが、ラジウムは、原子崩壊によってガンマ線を放出する天然元素である。両者は線源が違うだけで、実際はほぼ同じものだった。

しかしレントゲンもキュリー夫妻も、両者の違いを正確に理解していたかは疑わしかった。そのため二つの大陸では、まったく別々に放射線医学が産声をあげたのだ。

ヨーロッパでは、ラジウム発見の二年後に、今度はドイツの研究者が放射線による生物組織への影響を報告する。それを知ったピエール・キュリーは、科学的好奇心に駆られて自ら人体実験の被験者となった。

彼はさっそく精製したラジウムを、自分の皮膚に貼り付けてみた。するとたちまち火傷に似た症状を示し、しばらくそれに悩まされてしまう。一方妻のマリーは、すでに意図せずこうした経験をしていた。ラジウムの精製を自分で行っていたため、手の皮がひどく剝離してしまい、やがて皺だらけの無残な様相を呈してしまったのだ。

この時二人は初めて、放射線の危険性に気付かされたのだが、この現象は、X線と同様にラジウムから発する放射線が、細胞を殺す活性を持っていることを意味していた。

ピエールが、グラッベの仕事をどの程度認識していたかは定かでないが、彼もまた、この現象を逆手に取る方法を思いついた。つまりラジウムを、がん治療に応用しようと考えたのだ。

もちろん当時の知識では、放射線がDNAを傷つけることなど誰も知らなかった。また、そもそも遺伝子の本体が、DNAであることすら証明されていなかった。そのため新しいがん治療として、あくまで経験的に、その原理を問わず、両大陸で放射線治療が始められたのだ。

†放射線発がんとキュリー母娘の悲劇

こうして二十世紀を迎え、放射線医学が勃興することとなった。そしてその過程で明らかとなったのは、放射線が影響を与える細胞に、一定の特徴があることだった。皮膚や血液のように常に新陳代謝を繰り返し、活発に増殖する細胞からなる組織が、その影響を極めて受けやすいことが判明したのである。

やがて多くの医師たちが、それに無限の可能性を見出し、続々と放射線治療に参入してきた。また治療技術も劇的な進歩を遂げ、ラジウムを体表面からではなく、腫瘍内部に直接縫い込んで照射する方法も考案された。そしてX線の発見から十年もたたないうちに、彼らはがんの完全撲滅を信じ始めていたのだ。

科学の進歩により、疑いなくがん治療に新たな時代が到来した。医者たちは、あたかも熱狂に酔っているかのようだった。しかし、強烈なしっぺ返しがくるのもまた、がんの歴史での必然だった。皮肉にも、悲劇はラジウムを発見したマリー・キュリー自身に訪れたのである。

DNAが遺伝子の本体であることが知られていない時代、放射線による発がんもまた、誰も予想していない出来事だった。ゲノムが傷つけられると突然変異を起こし、がんの引き金になるという発想は、この時代にはまだなかったのだ。

放射線による急性障害は、ピエール・キュリーが身をもって示したが、がんを発症するにはさらに長い時間が必要だった。これはすなわち、一種類の遺伝子変異だけで細胞ががん化するのではなく、その後に次々と累積される、別の変異が不可欠であることを物語っていた。

アメリカでは一九一〇年代、ラジウム発光塗料の工場で働く女性が大量にがんで亡くなり、早くも大きな社会問題になり始めていた。マリー・キュリーは、一九三四年に白血病により、六十六歳でこの世を去った。しかも両親の跡を継ぎ、同じく核物理学者となった娘イレーヌもまた、母と同じ病で早世したのである。

一方、X線をがん治療に用いたエミール・グラッベは、放射線障害で生涯の大半を苦しむこととなった。その上、最後は全身性のがん転移で、波乱に満ちたその生涯を終えたのだ。

かくして後に、「科学の世紀」と呼ばれる二十世紀が幕を開けた。その初頭はまさに、科学のメスがようやくがんの正体を暴き始めた時代だった。

まず山極勝三郎が、化学物質による発がんを実証し、次いでキュリー母娘の悲劇が、放射線発がんの危険性を人類に気付かせた。しかしこの時代、医学はまだ、博物学や記述科学から完全には脱却していなかった。人類が遺伝子の本体を知り、ワトソンとクリックがDNAの二重らせん構造を解明するまで、もうしばらくの時間が必要だったのである。

3　ウイルス発がん

†ペイトン・ラウスと野口英世

二十世紀における、生命科学の最大の発見と言えば何だろうか。

この回答に、ほとんどの生命科学者の意見は一致するだろう。すなわち遺伝子の本体が、DNAを構成する塩基の配列情報であり、その二重らせん構造により半保存的に複製されているという事実である。

しかしそれが明らかになるずっと以前に、化学物質や放射線以外の発がんを発見したアメリカ人科学者がいた。山極やキュリーらと同時代の、一九一〇年代である。

その当時、ニューヨークのロックフェラー研究所では、一人の日本人がスター研究者として飛ぶ鳥を落とす勢いだった。本書の冒頭で真っ先に触れた、医聖・野口英世である。

一九一一年、ロックフェラー研究所では野口英世の大活躍の陰で、ペイトン・ラウスという若い科学者が新しく研究室を持つこととなった。細菌学が全盛の時代だったが、その流行から外れた、がんの研究が目的だった。

またそれは、三十五歳の野口英世が梅毒スピロヘータの培養で、世界をあっと言わせた時期と一致していた。だが英世より三歳下のラウスは、誰にも注目されることなく、黙々と研究に打ち込む日々だった。

彼の研究は、がんが何らかの病原体によって生じる、伝染性の病気なのかどうかを確かめるというものだった。そのためラウスは、ニワトリのがん組織の抽出液を、他のニワトリに接種する実験を行っていたのである。

ちなみに、ある病気が伝染病であることを証明するためには、「コッホの四原則」という判定基準に合致する必要がある。簡単に言えば、①病気に特定の微生物が見出され、②それが分離でき、③分離した微生物を別の動物に感染させると同じ病気が発生し、④さらにその動物から同じ微生物が発見されること、である。これらがすべて実験で証明されないかぎり、その病気を伝染病と断定することはできないのである。

ラウスはがん組織をすりつぶし、まず素焼きの瀬戸物で濾過《ろか》してみた。するとそこから、細菌すら含まない透明な体液が回収できる。次にそれを、別のニワトリに投与すればどうなるか？　もしこれが伝染性の病気なら、接種された方にも同じがんが発症するはずである。

ラウスの予想は見事に的中し、がんが生じたのだ。

ニワトリにできたがんは、後にラウス肉腫と呼ばれることになる。しかし当時は、それ以上の追究は不可能だった。なぜならその病原体を、直接「見る」技術が存在しなかったからだ。

野口英世が活躍した時代は細菌学が花形で、コッホや北里柴三郎らにより新しい病原細菌が次々と発見されていた。これらは旧来の光学顕微鏡で容易に観察できたが、その頃からすでに、伝染病が強く疑われていても、顕微鏡ではどうしても見えない謎の微生物の存在が予想されていた。そしてその病原体は、次のような実験から認識されるに至ったのである。

素焼きの陶器には、実は目に見えない微細な孔《あな》が開いており、水分子は自由に通過することができた。また細菌の培養液をそれで濾過した場合、通常の細菌は大きすぎてその孔を通り抜けられずに、濾液は病原性を失ってしまう。しかし、一部の感染症では濾過によっても感染性が失われず、細菌よりさらに小さな病原体が、濾液中に存在することが示唆されていたのだ。

それは当時、便宜的に「濾過性病原体」と呼ばれていたウイルスだった。電子顕微鏡がなければ決して見ることはできず、没後に判明した野口英世の誤った発見も、その多くがウイルスによる感染症だった。しかもアフリカ・アクラの地で彼の命を奪った黄熱病もまた、ウイルス疾患だったのである。

後にラウス肉腫は、ウイルスによって伝染するがんであることが証明されたが、当時ラウスは冷笑されたまま誰からも信じてもらえず、その事実は野口英世の死に隠れて、いつの間にか忘れ去られてしまった。時代の方が、まだ彼に追いついていなかったからだった。

電子顕微鏡もなく、またウイルスという概念さえない頃、ラウスはひたすら時がくるのを待ち続けるほかなかったのだ。

†電子顕微鏡とウイルス学の誕生

ドイツのクノルとルスカによって電子顕微鏡が発明されたのは、野口英世が没した四年後の一九三二年だった。そしてタバコモザイクウイルスの結晶化が成功し、電子顕微鏡がその姿を捉えたのは一九三五年である。ここでようやく、濾過性病原体が細菌よりはるかに小さいウイルスであることが証明されたのだ。

ウイルスの正体が次々と暴かれるにつれ、さらに驚くべき発見が相次いだ。ラウスの発見のわずか二年後に、京都大学の藤浪鑑《あきら》がラウス肉腫とよく似たニワトリのウイルス性肉腫を発見していたが、電子顕微鏡の開発と前後して、一九三六年にはマウスの乳汁にウイルスが含まれていることがわかった。

一九五〇年代になると、実際にマウスで白血病や肉腫を引き起こすウイルスが次々と発見され、がんと関連するウイルスは、さまざまな動物種に数多く存在することが示された。やがてラウスの発見は、動物における共通の現象と認識され、それらのウイルスを総称して「がんウイルス」と呼ぶようになったのである。

一方、ウイルス発がんの研究の過程で、不可解な現象がしばしば報告されていた。つまりある特殊条件で細胞を刺激したさい、まったくの正常細胞であったとしても、そこから突如としてウイルスが出現してきたのだ。

この現象は、過去に感染したウイルスがすでに細胞に取り込まれており、刺激で眠りから覚めたせいだとすると説明がつく。そのためこれらは「内在性ウイルス」と命名されたが、ウイルスはただ感染しただけでは互いに影響を与えず、細胞と「共存関係」になりうるという、意外な特性が知られるようになった。

かくして二十世紀半ばまでには、ウイルスの基本的性質が次々と明らかになっていった。そして新たに「ウイルス学」が、細菌学より分派して誕生したのである。

だがそれには、生命科学の本流だった遺伝子研究の進歩と、歩調を合わせることが不可欠だった。それゆえ次項では、いったんその歩みを簡単に振り返ってみることにしよう。

†ワトソン、クリックから遺伝子研究の時代へ

メンデルから始まった遺伝子研究は、一九二八年に行われたイギリスのフレデリック・グリフィスの実験で、現代科学に移行したと言っても過言ではない。

彼は肺炎球菌の形質転換現象を発見し、その病原性が「遺伝子」と定義された未知の物質によって運ばれるとの仮説を立てた。高校の教科書にも載っている有名な実験のため、記憶に残っている人も多いだろう。

一九四四年になると、ロックフェラー研究所のオズワルド・アベリーが、遺伝子を構成する物質は蛋白質ではなく、DNAであることを、完璧な実験で証明した。

さまざまな反論があったが、彼は反証をすべて成功させ、それは疑いようのないセントラル・ドグマとなった。しかしこの発見は、逆に大いなる謎を生んだのだ。

かつて遺伝子の最有力候補だった蛋白質は、二十種類以上のアミノ酸からなっていた。これに対しDNAは、たった四種類の塩基だけで構成されていた。そのためDNAだけで、どうして膨大な遺伝情報を記録できるのかが、まったく説明できなかったのである。そしてその決定的な回答を示したのが、一九五三年のワトソンとクリックによる、二重らせん説だったのだ。

それ以来、生命科学に新しい思想が生まれた。すなわち生命個体とは、単に遺伝子の運び屋に過ぎないという考えだ。それゆえすべての生命現象は、その設計図である遺伝子で説明可能だという、ある種の楽観主義が現れたのである。

一方、「内在性ウイルス仮説」は一九六九年、ロバート・ヒューブナーらによって「がん遺伝子仮説」へと発展していった。彼らは内在性ウイルス遺伝子が、がん遺伝子を含んでおり、それらが活性化されるとがんが発生すると主張したのだ。

だが仮説は、あくまで仮説であった。実験による検証がされない限り、科学の世界ではやがて忘れ去られる運命にあるのが現実だ。たとえ後の世にその正しさが証明されたとしても、ノーベル賞の栄誉を受けるのは、科学的な証明を成し遂げた人物なのである。

ヒトのがんでは、果たしてウイルスに起因するものが存在するのかどうかも、相変わらず何の手がかりもなかった。それを科学的に証明するには、コッホの四原則を満たす必要があったが、そもそもヒトに特異的ながんウイルスが見つかってもいなかった。

仮に発見されたとしても動物実験では意味がなく、そして何より、人体実験は人道的に許されるものではなかったからである。

ラウスの復活

遺伝子研究の革命は、他の生命科学分野の進歩も爆発的に加速させる結果となった。ウイルス学はその一つだと述べたばかりだが、この時代から病原微生物研究の主流は、細菌からウイルスへと完全に移行していた。

ここでウイルスについての基礎知識を説明しておくと、大別してウイルスは、構成する遺伝子がRNAかDNAかで二タイプに分けられる。最初のがんウイルスであるラウス肉腫ウイルスは、実はRNAウイルスだった。

後にそれは、「レトロウイルス」とも呼ばれるようになったが、ウィスコンシン大学のハワード・テミンは、一九七〇年代に、それまでの常識を覆す発見をしてしまう。つまりラウス肉腫ウイルスを感染させても、DNAからRNAの転写を阻害する薬剤を用いれば、不思議なことにがん化が抑制されたのだ。

このことから、テミンは一つの仮説を立てた。すなわちRNAウイルスであるラウス肉腫ウイルスは、細胞に感染した後に、いったんRNAからDNAができる。次にそのDNAは細胞の染色体に取り込まれ、ゲノムDNAと一体化して「プロウイルス」となる。

それゆえがん化のプロセスは、ウイルスRNAから直接始まるのではなく、実はDNAとなったプロウイルスから開始するのではないかと考えたのだ。

遺伝子のセントラル・ドグマは、まずDNAからRNAが写し取られ、そのあとに蛋白質が合成されるという筋書きだ。この理論はワトソン、クリックの時代までに確立され、生物学上揺るぎない定説のはずだった。

テミンの説では例外の存在を提唱し、RNAからDNAが、逆方向に合成される可能性を示唆するものだった。やがてこの説は、彼の兄弟子でもあるデビッド・ボルチモアによっても確認され、二人は一九七〇年、まったく同時に「逆転写酵素」の発見を公表したのである。

絶対的なセントラル・ドグマと見なされていたものが早くも崩れ去り、その五年後に彼らはノーベル賞を受賞する。しかし「がん遺伝子仮説」は、まだ完全には証明されたわけではなかった。ヒトのがんウイルスは一つも見つかっておらず、DNAの塩基配列を決定する技術もまだなかったからだ。

そんな中、がん研究にとって画期的な技術が誕生した。山極勝三郎がウサギの個体にがんを発生させたように、培養細胞を人工的にがん化させる方法が開発されたのだ。

ただし、がん化と言ってもあくまでその特性の一部を再現したに過ぎない。医者と生物学者とではがんの意味が異なると述べたが、ここでは生物学者のがんを指していた。つまりシャーレの中で無限に増殖し、局所浸潤などの性質を示す細胞ができたのである。

個体に移植した場合に死に至る腫瘍を生じるかは、免疫不全マウスが手に入らないこの時代、まだ証明は困難だった。しかし明らかに、天然のがん細胞と同等の細胞特性を備えており、実験モデルとしては充分だった。そしてこの技術により、それまで個体に根気よく発がん物質を投与し続ける実験から、もっと定量的で再現性の高い方法へと、技術革新が起こったのだ。

それにより、さまざまな化学物質で、発がん性が証明されることとなった。また、それらは実は、直接DNAを損傷しており、その結果突然変異を誘発することで、発がんに至るとの認識が確立されていったのである。

こうしてがん遺伝子を発見するための下準備は整った。しかし化学発がんでは、対象とする遺伝子がゲノム全体に及び、到底当時の技術で対処できる相手ではなかった。というのも、この時代はまだ、ヒトの遺伝子が一体いくつあるのかすら、想像もできなかったからである。

ヒトゲノムプロジェクトは影も形もなかった。仮に夢想する者がいたとしても、一九六九年に公開されたスタンリー・キューブリックの映画『二〇〇一年宇宙の旅』のように、人類が木星に到達するようなレベルの話だった。

そのためがん遺伝子の研究者は、代わりにせいぜい数個しか遺伝子を持たないウイルスを、もう一度標的にしようとしたのだ。それも、数十年前にラウスが発見した、最も古いがんウイルスに立ち返ったのである。

伝説の中で埋もれていたペイトン・ラウスが、ここで再び歴史の表舞台に登場する。今度はラウス肉腫そのものが、がんを克服するための主役に躍り出たのだった。

第三章

幹細胞とは何か

1 奇形腫から幹細胞研究へ

†腫瘍から出てきた臼歯

前章までで、がんとは何かに対する回答と、がんが正体不明の死病から、科学の対象へと変貌する過程を述べてきた。

本章では、この本のもう一つのテーマである「幹細胞」について説明したい。だがこの概念は、突然単独で生まれたわけではなく、実はがん研究の過程で徐々に提唱されてきたものだった。しかもそれを語るには、ある特殊ながんの研究史を振り返らねばならないのである。

そのがんは、普通のがんとはかなり異なっていた。触ると硬いが均一な充実組織ではない。内部には、明らかに異なるさまざまな組織が混在し、不思議な形態をしていたのだ。

筆者がかつて、産婦人科医であったことは述べた通りである。産婦人科の仕事とは、もちろんお産ばかりではない。外科系の診療科でもあるため、手術にも真面目に取り組まなければならないのだ。そして当然、新人医師は誰しも「初執刀」というものを経験する。

筆者の場合はそれがテラトーマ、すなわち奇形腫という良性腫瘍だった。

研修医になって半年もすると、いわゆる「鉤引《こうひ》き」だけの役目から進級する。鉤引きとは、正式には第三助手以下を指し、執刀医の術野を保つための鉤を、外野からひたすら引き続ける「人間開創器」だ。それを無難に勤め上げれば、まずは術後の閉腹縫合の練習を積む。合格すれば、いよいよ開腹手術の執刀医に任じられ、晴れの舞台に挑めるのだ。

もちろん最初は指導医が、失敗のないようすべてお膳立てしてくれる。それでも初めて手術開始を宣言し、自分が最初のメスを入れるのは、本当に緊張と感激の瞬間だった。

さて、筆者の奇形腫患者は何のトラブルもなく、そのまま退院してしまったため、今となっては顔も覚えていない。しかし摘出した獲物は手拳大ほどもある卵巣腫瘍で、産婦人科では一般的に「皮様嚢腫《ひようのうしゅ》」と呼んでいるものだった。

その名は腫瘍を切開すると、内腔が文字通り毛髪を伴う「皮膚の様」な組織からなっていることに由来する。個体発生の過程で迷入した胚細胞が、時間の経過と共に異所性に増殖して腫瘍となったものだと考えられているのだ。

産婦人科医にとって、初体験の相手となることの多い良性腫瘍だが、卵巣以外にも奇形腫が生じることがある。また女性の奇形腫はほとんど良性だが、稀に男性の精巣にできる場合があり、こちらはほぼすべて悪性だ。

筆者が摘出した奇形腫でも、黒々とした長い毛髪が内側に向かって伸び、黄色い脂肪液に浸かりながらとぐろを巻いていた。グロテスク極まりなかったが、好奇心に駆られてあれこれ探っていると、小さくて非常に硬いものが壁面に埋もれているのに気付いた。ほじくり出すとそれは、完全な形をした白い臼歯だった。

残念ながら筆者の標本ではそれ以上のお宝はなかったが、稀に骨や筋肉、果ては腸管や鼓動する心筋も見つかることがあるらしい。それ以外の組織は正体不明の細胞でできており、顕微鏡で見れば小型の丸い、いかにも未熟な細胞が観察されるはずである。

つまり奇形腫は、あらゆる組織になりうる細胞が起源であり、それが秩序立った制御を受けないまま嚢腫内で増殖し、やがて好き勝手に分化を遂げた産物なのだ。

古くから外科医や産婦人科医は、もちろんこうした腫瘍の存在に気付いていた。だがその正体を暴こうとした者はおらず、もとより科学そのものが発展途上だった。

しかし、ワトソンとクリックがDNAの二重らせんを解明した頃、並外れた情熱を持った一人の科学者が現れた。彼は医師ではなかったが、気の遠くなるような労力を費やし、特殊なマウスの系統を調べ上げ、実験に耐えうるまで改良したのだ。

やがてこのマウスは医学研究を根本から変えてしまう。二十世紀後半に勃興した、生命工学のルネッサンスに不可欠の存在となったのだ。

医学における新旧の最重要テーマ、すなわち「幹細胞」と「がん」において、両方に深く関わるメインプレイヤーの地位を確立したのである。

†129系統マウス

奇形腫は、人間以外の哺乳類でも稀に見つかる。ブタなど食肉加工される動物で発見されることが多いが、ペットの犬の報告もあり、哺乳類ならごくありきたりの腫瘍だ。

医学研究に最もよく用いられる実験動物のマウスに、この奇形腫が見つかったのがそもそもの始まりだった。アメリカのジャクソン研究所で長年維持されていた「129」と呼ばれていた系統で、そのうちの一パーセントの個体に睾丸の奇形腫が発症することが知られていたのである。

このマウスに魅せられたのは、ロイ・スティーブンスという科学者だった。当時、ヒトにできる卵巣の奇形腫は、子宮外妊娠の一種だと考えられていた。だがそれでは、卵巣以外に生じるものの説明がつかないでいたのだ。

発生生物学のセントラル・ドグマでは、未分化な細胞がいったん特定の機能を持つ細胞に分化すると、もはや逆戻りすることは決してない。そのためスティーブンスは、新しい仮説を立てた。彼は卵巣や精巣内にある生殖細胞の起源、すなわち「始原生殖細胞」と呼ばれる細胞が、本来の場所からこぼれて異所性に発生を遂げたものが、奇形腫の正体だと考えたのである。

しかしそれを実証するためには、奇形腫の発生頻度が最初のネックだった。多発する129系統でさえ、たった一パーセントでは低すぎたからだ。そのためスティーブンスは、まずその頻度を研究に耐えうるまで高めようとしたのだ。

一九五三年から三年もの歳月をかけ、膨大な数の交配を繰り返し、調べ上げたマウスは数万匹を超えた。そしてついに、三割が奇形腫を発症する129の亜系統が完成したのである。

新たなマウスは、二十世紀後半における発生工学の発展に、極めて重要な役割を担うこととなった。つまり世界初のES細胞の開発と、それを利用したノックアウトマウスの誕生だ。

また先に述べたように、稀に奇形腫は悪性化する。そうなれば、一般的な成人のがんと基本的な性質は同じである。すなわち「不死化」した細胞が、「無秩序」に増殖し、周囲の組織に「浸潤」していく。さらに遠く離れた場所に「転移」し、摘出手術や抗がん剤治療をしても

「再発」して、ついには個体を死に至らしめる。

こうしてスティーブンスは、がんの自然発症モデルマウスを世界で初めて実用化させた。そして究極の秘密兵器を携え、ようやく本来の目標に向かって研究を開始したのである。

彼が追い求めたものは、がんの根本的な謎だった。すなわち、がんはどこからくるのか、言い換えれば、最初のがん細胞はどれなのか、という問いだったのだ。

もちろん、がんができる瞬間を捕らえた者など、これまで誰もいなかった。だがこの129系統マウスは、ある一定の割合でがんが確実に自然発生する。ならば受精卵から順番に調べれば、生まれたばかりのがんを捉えることが可能なはずだった。

再び地道な研究に戻ったスティーブンスは、今度は数え切れないほどのマウスの胎児を切り刻み、まるで砂浜に埋もれた米粒を探すように、根気よく「できたてのがん」を探し続けた。そして、ついに最初の小さな腫瘍を、精巣の原器となる場所で発見したのだ。

生物が次世代に命をつなぐためには、生殖細胞の存在が必要不可欠である。卵子と精子は、それぞれ卵巣と精巣で造られるが、体細胞系列に比較して生殖系列の細胞の運命は特殊だ。つまり胚発生のごく初期に、胚から一部の細胞集団が分離して、独自の道を歩み始めるのである。

そんな細胞の一群は「始原生殖細胞」と呼ばれている。やがてそれは胚内の遠く離れた「生殖隆起」にはるばる移動し、その場で最終的に「生殖腺」が完成するのだ。

最初の腫瘍細胞が見つかったのは、まさに生殖隆起の位置だった。その細胞を移植すれば、他のマウスにも奇形腫を作ることができた。しかし、始原生殖細胞が移動してくる前の組織では、まったく腫瘍ができなかったのである。

奇形腫は、ほとんどすべての組織に分化する万能性を持ち、その上がん化してしまう、不思議な細胞が由来だった。そしてその起源が、生殖細胞の元となる細胞だと明らかとなったのである。またそれと同時に、これこそ初めてがんの起源細胞が、白日の下に曝された瞬間でもあったのだ。

この結果を受け、がんの起源に挑む科学者たちの興味はますます深まっていった。だがこの時代には、まだ「幹細胞」という言葉さえ生まれていなかった。それには新たな知識の蓄積と、まったく異なる分野での技術革新を、さらに必要としていたからだった。

2 受精卵から臓器形成へ

†発生生物学のセントラル・ドグマ

ここでいったん話題を変えよう。がんの歴史が、ヒトの病気の壮大な「苦闘」の物語だとすれば、次から語るのは医学のうち、実験科学の「挑戦」の歴史である。

つまり死を恐れ、病気を克服したいという人間の根源的な欲求ではなく、未知なるものに対する科学者の、純粋な好奇心から始められたものだった。

生物個体の始まりである受精卵が、いかにして完全な成体となっていくのか、それは発生生物学者たちの永遠の関心だった。それゆえ本節では、まずそれから解説を始めたいと思う。

有性生殖をする生物は、精子と卵子が出会って受精し、いわゆる受精卵となる。受精卵は、分裂と増殖を繰り返し、機能ごとに特殊化した細胞に分化しながら個体を形成していく。

筆者は子供時代、理系人間にありがちな昆虫少年だった。中学校に入学しても生物クラブに入部するなど、生き物が生まれてから死ぬまでの過程に、物心ついた頃から興味が尽きなかった。その延長線上で医師を目指したのだが、卒後迷わず選んだ専攻は産婦人科だった。

そしてその最大の理由は、唯一ヒトでの個体発生を取り扱う診療科であり、まさに受精の瞬間から個体死までの経過の、すべてに関われるからだった。

個体発生を研究する生物学の分野は、「発生生物学」と呼ばれるが、特に初期発生は驚異の現象で、その過程はまさに見事と言うほかない。生命誕生からの三十億年の歴史を早送りで見ているようで、まずたった一つの卵が二つの割球に分かれ、そこからすべてが始まるのだ。

一回分裂すれば細胞は二個となり、もう二回で八個となる。ヒトの場合、それぞれの細胞はまだ機能的にも同等で、この時期の一細胞を取り出して、受精卵診断に用いることも可能である。まだ胚は柔軟で、残りの細胞だけで完全な個体を作り出していけるからだ。

発生が進むと、やがて受精卵は機能分化を開始する。分裂を繰り返した胚の内部に空洞ができ、内部細胞塊と呼ばれる集団と、表面を覆う細胞の層に分かれるのだ。そしていよいよ、細胞たちは独自の道を歩み始める。

不妊治療における体外受精では、このごく初期のプロセスを顕微鏡下に直視しながら行う。だがこの先は女性の体内の奥深く、命のゆりかごである子宮の中での出来事だ。そのため通常は見ることが不可能である。

産婦人科の日常診療では、超音波診断装置が最大の武器だが、辛うじて胚が見られるのが妊娠六週以降、すなわち受精後の四週目から先である。筆者にとっても非常に慣れ親しんだ映像だったが、それでも初めて豆粒のような黒い点を認めれば、母親と一緒に感動し、共に喜びを分かち合ったものだった。

その後も胚は細胞分裂を繰り返し、それぞれの「場」に特殊化した細胞へと、次々に変化していく。最終的に、一種類の細胞が約二百種類の細胞へと分化を遂げ、個々の臓器が完成する。

いったん役割が決まった細胞は、もう二度と別の役割の細胞へと変わることはない。また分裂する前の状態の細胞に戻ることもないと、長らく考えられてきたのである。繰り返すが、これが二十世紀の発生生物学におけるセントラル・ドグマだった。

†幹細胞の概念

再び話題を奇形腫に戻そう。

奇形腫は、その起源である特異な未分化細胞が、個体全体との協調を無視して、ランダムな分化を遂げることで形成される腫瘍である。腫瘍内には完全に成熟した細胞から、特徴のない未分化細胞まで混在しているが、そのうちの未分化細胞を一つ取り出し、別のマウスに移植実験を行えば、再び同じような奇形腫が形成される。

これらの事実は、腫瘍内の未分化細胞が、すべての組織になりうる万能性を備えていることを意味していた。つまり腫瘍の発生過程を樹木にたとえれば、「幹」に相当するものなのだ。幹もまた、細胞分裂を通じて幹自身を維持しているが、時々枝分かれを行う。すなわち細胞が分化を開始し、やがて葉や花といった特殊化した細胞を生み出すようになる。枝や葉は、たとえ切り落とされても幹から再生し、個体として生き続けることができる。つまり幹となる細胞は、いつでも自分自身を変化させ、必要な細胞を供給し続けられるのだ。

こうして生物学の世界から、いわゆる「幹」となる細胞が、概念としておぼろげに形成されていった。しかしその概念を強固にするためには、もう一つ先のステップが必要だった。

奇形腫の細胞は、あらゆる細胞に分化するポテンシャルを持っているため、機能的には受精卵と大差ない。一方受精卵は、万能性を持つが一代限りである。また奇形腫では、内部で未分化細胞が維持され続けるが、それらはあくまで異常細胞だ。

だが成体の組織が、何十年も維持されている事実を考えてみて欲しい。ここから自ずと結論が導き出されるはずだ。

つまり終末分化した細胞は、もうほとんど分裂せず、古くなればやがて死ぬ運命にある。しかしそれでは、とてもではないが長い人間の寿命をまっとうできない。血液系の細胞を例に取ればわかりやすいが、赤血球は核すら持たずに完全な使い捨てである。また皮膚や消化管の内腔を覆う上皮も、常に新しいものと取り替えられている。

では一体、分化した細胞からなる成熟した個体は、どうやって全身の細胞を維持しているのか。奇形腫の元となりうる「正常な万能の幹細胞」がどこかに残存しており、それが最初から分化をやり直すとすれば、あまりに非効率的ではないだろうか。その答えこそ、成体に存在する「組織幹細胞」と、それに依存する成熟細胞の再生産システムなのだ。

受精卵から少し分化した細胞は、移動しながらやがて特定の「場」に落ち着く。そこが各臓器の出発点であり、まずはそれが臓器特異的な幹細胞となる。最初の幹細胞はさっそく分裂を開始して、まるで支社工場のように、現地の需要にあった細胞だけを独自生産し始める。

だが一部は、その場で未成熟のままとどまる。これがいわゆる「組織幹細胞」だ。そこでは遠く離れた本社から原料を調達するのではなく、迅速な現地生産が徹底されている。

しかも各地で君臨する組織幹細胞は、ピーターパンのようにいつまでも若いままだ。そして自分自身を複製しながら枯渇することなく、個体が生きている限り新しい細胞を供給し続ける。

これこそが、幹細胞の定義であり、その本質なのである。

†幹細胞の特性

これまでの記述で、幹細胞は大きく分けて二種類存在することがおわかりかと思う。奇形腫のように胚細胞に由来し、あらゆる組織になれる万能の幹細胞、すなわち「胚性」の幹細胞と、成体の特定の組織に存在し、特定の種類の細胞にしかなれない「体性」の幹細胞、いわゆる組織幹細胞である。

全能性をもつ受精卵を別として、正常な個体においては、万能細胞とも呼ばれる「多能性幹細胞」は、実はごく初期の胚の中にしか存在しない。受精卵が数回分裂すると内部に空洞ができ始めるが、そのうち外界と接しない内部の細胞塊だけが、胎盤以外のあらゆる組織になりうる多能性を持つのだ。

これを「胚性幹細胞」というが、培養細胞として株化したものを、一般的にＥＳ細胞と呼ぶ。

また皮膚などの終末分化細胞から人工的に、それとまったく同じ性質を持たせたものが、山中博士のiPS細胞（人工多能性幹細胞）である。

幹細胞は、最終的な機能がまだ決まっていない未分化な細胞だが、分裂しながらさまざまな種類の細胞へと分化を遂げる。こうした多様な細胞へと分化する能力を、「多分化能」と呼ぶ。また組織幹細胞は、その臓器を構成する細胞にしかなれないが、胚性幹細胞の場合はすべての臓器になりうる。ただし、胚外組織の胎盤だけにはなれないため、最初の分化細胞であるとも言えるのだ。

さて胚性幹細胞は、発生の過程でひとまず自分自身の数を増やすことに専念するが、ある程度の数となると、臓器形成のために特殊な細胞分裂を行うようになる。これは胚性幹細胞に限らず、体性幹細胞でも共通である。

細胞分裂とは、一つの細胞が分裂し、新しい二つの娘細胞となる現象だ。幹細胞は、当初まったく同じ細胞が二つになる分裂、すなわち「均等分裂（対称分裂）」を行って数を増やす。しかし分化細胞を生み出す必要が生じると、ここで問題の生じるのがおわかりだろうか。

分裂して新しい二つの細胞になる時、元と同じものができるのならわかりやすい。だが同じものが二つになるだけなら、分化細胞はいつまでたっても生まれない。逆に、分裂してできた娘細胞が二つとも分化細胞になるなら、幹細胞はいつかなくなってしまう。

そこで幹細胞は、自分自身の枯渇を防ぎながらも分化細胞を生み出せる、「不均等分裂（非対称分裂）」という特殊な分裂様式を編み出したのだ。すなわち、もとの自分自身を維持しながら、それとは異なる分化した細胞を生み出すため、一つは自分自身と同じ幹細胞、もう一つは分化細胞というように、手の込んだ分裂を行うのである。

こうした分裂様式を取る限り、幹細胞は無制限に分化細胞を生み出し、しかも自分自身はクローンとして維持される。幹細胞はいわば、「不老不死」の細胞と言えるのだ。

胚の時期が過ぎると、胚性幹細胞はやがて役割を終え、分化した娘細胞だけを生じる均等分裂を行い、消失してしまう運命にある。これが胚性の幹細胞であるゆえんだ。だが、胚性幹細胞から少し分化しただけの細胞は、まだ終末分化を遂げていない。

それらは、発生の進行と共に万能性を失っても、各地に散らばり、臓器ごとの体性幹細胞になっていく。そして臓器内では、通常はあまり分裂しないまま、組織のどこかに潜み続け、時おり不均等分裂を行っては、新しい分化細胞を供給するのだ。

また最初に生じる分化細胞は、「前駆細胞」と呼ばれ、有限の分裂能しか持たないのが特徴だ。かわりに頻繁に分裂することで、大量の終末分化細胞を生み出す原動力になっている。

そして前駆細胞は、分裂しながら少しずつ分化度を上げ、異なる種類の細胞を生み出していく。膵臓でいえば、消化酵素を産生する細胞やその導管細胞、あるいはインシュリンやグルカゴン産生細胞など、同じ臓器内で違う役割をもつ細胞だ。

数を増やしながら、さまざまな種類の分化細胞を生み出すことで、機能の多様性が生まれる。やがて最終的に分裂能を失い、終末分化細胞となった時、ようやく臓器は完成に至る。

すなわち幹細胞とは、多系統の細胞に分化する「多分化能」を持っているが、無限の「自己複製能」を持ち、必要に応じて起こる「不均等分裂」によって前駆細胞を生み出しながら、個体の寿命を終えるまで維持される、特殊な未分化細胞と言えるのだ。

3 クローンの生物学

†進むべき道

以上で「幹細胞とは何か」を、歴史と科学の両方の面から理解頂けたかと思う。

ここで大きく話はそれるが、産婦人科医として始まった筆者のキャリアは、やがて限界にぶつかってしまう。臨床医として生きることが、かつて抱いていた志と大きく乖離してしまうように感じ始めてしまったのだ。

新しい命の誕生に立ち会い、がん患者の死に正面から向き合った経験は、確かに筆者の人生観を大きく変えた。それは決して無駄な時間ではなかったと、今も固く信じている。だがいつしか、医学の謎に挑むことこそが少年時代からの夢であり、自分の進むべき道だと思い直すようになったのだ。一人一人の患者を救うのではなく、むしろ医学の進歩の一助になりたいと——。

結局筆者は産婦人科を辞し、研究者の道を志すことを決意したのである。

なお、これからのストーリーを進めるため、その後の筆者の経歴についてもここで簡単に触れておきたい。というのも、研究生活に入ってからの人生が、本書の構成と極めてよくリンクしているからだ。

きっぱりとメスを置いた筆者は、まず研究者としての登竜門として、同じ大学で解剖学教室の大学院に入学した。そこで分子細胞生物学をはじめとする研究の基礎を学び、学位を取得して、科学者のスタートラインに立った。その後は子供の頃から憧れていたアメリカ留学を果たし、西海岸のスタンフォード大学と、東海岸のハーバード大学を渡り歩いたのである。

しかし、生来の興味は生涯を通じて変わらないものらしい。渡米後は、産婦人科を選ぶきっかけとなった発生生物学に研究分野を移し、特にがんと個体発生の両方に働く遺伝子の先端研究に従事することとなる。さらに帰国後は、発生生物学と再生医学が直結する幹細胞の世界に足を踏み入れ、東大医科学研究所でＥＳ細胞の仕事を始めた。

やがてこれが、留学時代のがん遺伝子研究と結びつき、今も続く筆者の研究テーマへと発展して行ったのだ。

帰国した当時、ES細胞を中心とした幹細胞研究は、まさに医学の主流と言えるものとなっていた。だが幹細胞研究には、実はもう一筋の大きな流れが存在していたのである。それは、がん研究とはまったく違う麓から登ってきた、生物学者たちによるもの——。

すなわち、「クローン生物」の誕生を目指した、不屈の科学者たちの物語だった。

†再生現象を探る

人は誰でも、自分の身代わりとなる瓜二つの分身を持つことを、密かに望んでいるのかもしれない。あるいは自分自身が若い肉体に生まれ変わり、永遠に命をつなぐのを願う者もいるだろう。そんな夢を叶えようと、本気で「クローン」の作製に挑戦した科学者が、かつて多数存在した。

もちろん当時、それはヒトのものではなかった。しかしその先に、自分自身のクローンを夢見た者もきっといただろう。ここではそれを詳しく説明する前に、もっと身近な生命現象である、ケガなどからの「再生」について、よく知ってもらう必要がありそうだ。

人体の一部が損傷したり、病気で機能停止に陥ったりした場合、医学の力で元の身体を取り戻せれば、どれほど素晴らしいだろう。臓器移植のように、他人のものを外科手術で取り替えるのではなく、自分自身の肉体から復活させるのだ。このメカニズムを解き明かすのが「再生医学」という研究分野で、それから生まれた臨床応用が「再生医療」である。

人間がもともと持っている再生能力は、残念ながら極めて限定的だ。肝臓だけは三分の二以上を切除しても、元のサイズにまで再生してくるが、これは例外的である。心臓も腎臓も、いったん失われた機能は、ほとんど戻らないのが現実なのだ。

四肢の場合なら、さらにわかりやすいだろう。人間では指先でさえ、切断すれば再び生えてくることはない。だがそれを、難なくやってのける脊椎動物がいる。日本では水田などに棲息する両生類の、アカハライモリである。

腹側が赤いことからそう命名されているが、アカハライモリは古くから、再生力が非常に強いことで有名だ。四肢の一つを根元から切断しても、切れ端から組織が膨らんできて、やがて指が生え、完全な四肢となっていく。

眼のレンズをくりぬいても、すぐに元通りとなるのだが、なぜか同じ両生類のカエルではこうならない。「尻尾切り」で有名な爬虫類のトカゲも、骨までは再生しないため、イモリの再生能力が、いかに際立っているかがわかるだろう。

これらの現象に、幹細胞が深く関わっていることは、もちろんすでに証明されている。それまでじっと潜んでいた幹細胞が、傷ついた組織の近傍で目を覚まし、急遽分裂を開始して、新しい細胞を供給していたのである。

わずかな再生能力しか持たない人類としては羨ましい限りだが、この事実は我々に重大な示唆を与えてくれる。もちろん未来の医療についての可能性だ。つまりイモリの再生メカニズムを解明できれば、近い将来ヒトでも、失われた手足が再び生えてくるかもしれないのだ。

ヒトの再生能力が低いのは、それを阻害しているメカニズムが働いているせいだと考えられている。その原因を除去したり、補ったりできれば、もとの肉体を取り戻せるはずなのだ。そしていずれは、「人体再生」も夢でなくなるというのが、現在の考えなのである。

しかし、ここで突き詰めて考え、再生現象を拡大解釈してみよう。行き着く先は、個体そのものの再生だ。言い換えれば、自分自身の遺伝子を持つ、若返ったもう一人の自分。「クローン人間」である。

ではここから、幹細胞生物学における別の大河、すなわち究極の再生現象である「クローン」について、その研究の歴史を振り返ってみたい。

†すべては彼から始まった――ジョン・ガードン

スウェーデンでのノーベル賞授賞式の席で、山中伸弥博士と並んで写真に収まっている人物がいる。彼の名は、ジョン・ガードン博士。イギリスのケンブリッジ大学の教授で、半世紀も前に世界で初めて、体細胞から脊椎動物のクローンを生んだ伝説的な科学者だ。

筆者は残念ながら、学会などでも一度も出会ったことはない。だが彼が来日した二〇〇八年四月、惜しくもノーベル賞の同時受賞を逃したイアン・ウィルムット博士とのスリーショットの写真が印象的だった。

ウィルムットも、山中博士がiPS細胞を開発するまでに多大な影響を与えた人物だ。後に語るが、世界初の哺乳類体細胞クローンで、ヒツジのドリーを誕生させたことで知られている。まさに三傑が揃い踏みをした、記念すべき一枚だったのである。

その写真を初めて見たとき、筆者はまずガードンの風貌に度肝を抜かれた。長く下を向いた鉤鼻《かぎばな》は、まるで魔法使いの老人だった。また豊かなゴールドブラウンの髪の毛が、オールバックで中央から左右に弧を描き、後頭部まで達していた。おまけに眉毛の勢いも半端ではなく、長過ぎる末端が天を指していたのだ。

その髪型に、いかにも学者然とした風貌の山中博士やウィルムットが、こっそり羨望の眼差しを向けたとしても不思議ではない。そして彼こそが、すべての始まりと言っても過言ではないのである。

時代の風雪に耐え抜き、ガードンの研究はついにノーベル賞を受賞した。その時彼は、すでに七十九歳となっていた。しかも科学の進歩をつぶさに見届けてきた人物の目は、相変わらず射るように鋭かった。

　では、ガードンとはどんな研究者だったのか。半世紀にわたる幹細胞・クローン研究の歴史に、いかなる役割を果たしたのか。それを語るには、今からはるかに時を遡らねばならない。

　ガードンは一九三三年、まだ第二次世界大戦の気配もないイギリスで生まれた。

　平和な時代は長く続かなかったが、少年時代の彼は、未来の生命科学者としての片鱗をうかがわせるような昆虫少年だったという。だが単なる採集だけには飽きたらず、何千匹もの毛虫を飼い、蛾まで育てて喜んでいた。そのせいで、教師を始め周囲の人間には迷惑千万の子供であったらしいが、これもまた、天才のエピソードとしてはありがちである。

　さて、他人とはまったく違う興味を持っていたガードン少年は、そのせいで学校の勉学には向いていなかった。そのため、後のノーベル賞学者にしては信じられないほど劣等生だったそうで、十五歳の時、とうとう生物学で学年最下位の成績となってしまう。しかし好奇心の泉だけは尽きることはなく、教師にもはっきりとその夢を語っていた。

　そんな中、ガードン少年は案の定、担任の教師から「将来君は科学者になりたいようだが、これではまったく話にならない。簡単な生物学の事実がわからないなら、その仕事で生きられるはずがない。君にとっても君に教える人にとっても、時間の無駄だ」と、ダメ出しをされてしまう。かのアインシュタインでもそうだったように、天才の少年時代は、平凡な教師がその可能性を推し量れる範囲を超えているものだからだ。

さすがにこうまで言われてしまえば、多感な思春期の少年が将来を悲観しても無理はなかった。そのため彼は、やむなく生物学の道を諦めようとしたのだ。

とはいえ、そんなガードン少年を、温かい目だけでなく冷静に見ていた人物がいた。それはほかでもない、彼の母親だった。母だけは、その才能を見抜いていたのである。結局息子の望んだ道に引き戻したのは、科学と無縁の人生を送った母の確信だったのである。

やがて成長したガードンは、今度こそ職業選択の決断を迫られる。その頃すでに世界大戦は終わっていたが、東西冷戦の真っ只中だった。時代の趨勢を考慮してか、彼は父親から、軍隊に入るか銀行員となるかのどちらかにせよと命じられた。

しかし、ここで最初の偶然が起こった。入隊検査の時、たまたま風邪をひいて咳をしていたのを、医者に重い病気だと誤診され、不合格となってしまったのだ。それにより、ガードンは一転して名門オックスフォード大学に入学を許されたのである。

晴れてオックスフォードの門をくぐったガードンだったが、熱意はともかく生物学の成績は相変わらず不振だったらしい。それゆえ入学が決定してから、またもや進路の変更を余儀なくされる。もちろん生物学志望だったが、その成績では許されなかったのだ。

やむなく彼は、とうとう文系に大転換を決意し、いっそのこと古典を学ぼうとしたのである。かくして後のノーベル賞学者で、人類の未来を切り開いたガードンは、このとき危うくシェークスピアの研究にでも勤《いそ》しむことになりかけたのだった。

†奇跡の年

科学の神様は気まぐれである。

奇跡という言葉は、普通には起こり得ぬ幸運を表す。ほとんど実現しないからこそ奇跡と呼ぶのだが、逆に極めて低い確率で起こり得るのもまた真実だ。それゆえに人はついそれを期待してしまい、そしてふと気の向いた神は、稀に科学者へ実にお洒落なプレゼントをしてくれる。

物理学の領域では「奇跡の年」が有名だ。一九〇五年のことである。この年、アインシュタインは物理学史に刻まれた三つの理論を発表した。相対性理論を筆頭に、光電効果とブラウン運動の理論である。彼がまだ二十六歳のときだった。

生物学でも奇跡の年は存在する。ワトソンとクリックによってＤＮＡの二重らせん構造が証明されたのは一九五三年だが、この年には他に、ペルーツによる重原子同型置換法による蛋白質立体構造決定法の開発や、ハクスリーらの筋収縮スライド説が発表されている。またロイ・スティーブンスが、奇形腫の研究を始めたのもこの年だった。

科学の神は歴史に残る大発見を小出しにせず、あえてひとまとめに出してしまうようである。リアルタイムで誰もその重要性に気付かなくても、後世の人々が驚く仕掛けを残している。そしてそんな奇跡が、若かりし頃のガードンに起こったのだ。

第一の奇跡は、あろうことかオックスフォード大学で、入学事務の担当者がとんでもない手違いをしてしまったことだった。そのせいで、理学専攻生の枠に欠員が出たのだ。大学側は欠員を埋めるため、急遽募集をかけるしかなくなり、それに一も二もなく応募したのがガードンだった。こうして彼は、奇跡的に動物学に転籍することに成功したのである。

第二の奇跡は、彼自身も当時決して知りうるはずのない出来事だった。オックスフォード大学の大学院生として、順調に研究成果を上げつつあったガードンが、後にノーベル賞の受賞理由となる研究を発表した年である。ちょうどその頃地球の反対側で、ある家族に一羽のコウノトリが舞い降りた。

ガードンが、クローンカエルを世界で初めて誕生させ、それが論文として出版されたのは一九六二年だった。奇しくもその年、海の向こうの日本では、一人の赤ん坊が産婦人科医によってとりあげられた。後にノーベル賞を分かち合う、山中伸弥博士が大阪で誕生したのである。

それから四十年以上、二人は遠く離れたイギリスと日本で別々の人生を歩み、やがて研究を通じて知り合った。そして半世紀後の二〇一二年、同時にノーベル賞の栄誉を受けたのだ。

ゆえに筆者は、この一九六二年を生物学における隠れた「奇跡の年」としたいのだが、読者の皆さんはいかがお考えであろうか。

†クローンとは何か

究極の幹細胞とは何か、と問われれば、それが受精卵であることは述べた通りである。たった一つの細胞が、あらゆる細胞へと変化していくからであり、個体を構成するすべての細胞にとっては唯一無二の起源だからだ。だがこの受精卵は、いったん発生を開始すれば「個性」を持った「個体」へと成長し、同じものは決して存在しない。

では、ガードンの行ったクローン実験とは、一体どういうものだったのだろうか。

クローン生物に関する研究の歴史は、実はガードンよりかなり遡る。遺伝子の正体が、細胞核の中で染色体を構成するDNAであり、奇跡の年にDNAの二重らせん構造が判明すると、すべての生命現象は、核内のゲノムだけに支配されていると信じられるようになった。

それに関連して、植物では枝や葉から、もとの個体とまったく同じ遺伝子を持つ個体を、簡単に得られることが知られている。植物にとっては特別な現象ではないが、それはどの細胞でも同じゲノムを持っているからで、これがクローン生物の基本的な考えだ。

では、動物ならどうだろうか。

下等な動物では、自発的に個体が分裂し、直接二個体になる例が存在する。筆者が中高生時代に生物クラブで扱っていたプラナリアがそうだった。またアリなどの昆虫では、受精を経ずに発生が進行する「単為発生」も見られ、これらの子孫もすべて親のクローンだ。細胞のゲノムが親とまったく同じだからである。

そのようなクローンは、元々その「種」に備わった能力の産物だ。しかし脊椎動物の場合、個体の分裂や単為発生などあり得ないことがセントラル・ドグマだった。

その理由として、はるかに低い再生能力しか持たない脊椎動物は、進化の過程であえてその能力を捨て去ったと見なされていたからだ。また合理的に考えれば、いったん終末分化した細胞は、不必要な遺伝情報を不可逆的に捨てた方が安全である。

しかし、科学者の探求心は底知れないものがあった。先入観で無理と決めつけるのではなく、実験によって検証しないと気が済まない人々が現れたのだ。彼らはひょっとして、成熟細胞の核を別の卵子の核と取り替えれば、元の個体とまったく同じ形質の個体が得られるのではないかと考えたのである。

当然ながらこの時代、クローン動物などせいぜいSFの世界だと見なされていた。それゆえ科学者たちは、この研究を純粋な知的好奇心から始めたはずだった。獣医学者なら、有用な家畜を無限に増やすという実利面が頭をよぎったかもしれないが、彼らの動機はあくまで「ロマン」だったに違いない。

この考えに従い、一九五〇年代には両生類を用いた幾多の実験が行われた。その中で、世界で初めて脊椎動物のクローン化を成功させたのが、ガードンだったのである。

彼はアフリカツメガエルの小腸の細胞から核を取り出し、元からある卵の核と取り替えてみた。すると卵は正常に発生を続け、やがてオタマジャクシとなったのだ。

実験は大成功だった。世界初の「核移植クローン動物」が誕生した瞬間だった。移植した核は、通常の受精卵のものと同様に振る舞い、オタマジャクシはカエルになるまで成長した。腸細胞としてプログラムされた細胞核は、遺伝情報の発現パターンが核移植によって受精卵のように初期化されたのだ。

またこれは、たとえ終末分化した細胞の核でも、遺伝情報はまったく失われておらず、しかも人為的に受精卵の状態にまで遡らせることが可能だという、セントラル・ドグマの大転換をもたらしたのである。

4 幹細胞とがんの接点

†体性幹細胞と発がん

ここまでで、奇形腫とクローン研究から、幹細胞とは何か、そしてどのような歴史があったのかを、かなり理解して頂けたかと思う。ここからは、ひとまず研究史を離れ、幹細胞とがんとの接点について、あらかじめ解説をしておきたい。というのも、それこそが本書のテーマであり、次章以降で語る両者の歴史を理解するためにも、大いに役立つはずだからである。

幹細胞とは個体の発生過程だけでなく、成体になってからも、生きていく上で必要不可欠な細胞だ。幹細胞がなくなれば新しい細胞は供給されず、たとえ全身の成熟細胞が無事でも、やがて個体は死ぬ運命となる。

具体的な例では放射線被曝《ひばく》がわかりやすい。一九九九年の東海村における臨界事故では、二人の作業員が不運にも、致死線量を浴びてしまったのを覚えておられるだろうか。それにより、血液や皮膚、消化管など、新陳代謝の盛んな臓器で幹細胞の分裂能力が失われ、細胞の供給が著しいダメージを受けたのである。

被曝当初、彼らは意識清明で、見た目はどこも変わらなかった。だが細胞の更新が滞った彼らは、間もなく転送先の東大医科研病院で、避けられない死の坂道を転げ落ちていったのだ。つまり幹細胞とは、人知れず陰から命を支える重要な存在だったのである。

一方奇形腫は、最初の幹細胞である胚性の幹細胞ががん化したものだった。それゆえ本節では、その他の幹細胞についても、がんとの接点について、さらに幅を広げて考察してみたい。

奇形腫は、がんの中でも極めてユニークな存在で、唯一の胚性幹細胞由来のものと考えられている。しかし成体では、幹細胞は当然のことながら体性幹細胞だけになってしまう。

もし成人のがんが幹細胞と関連するなら、それは体性幹細胞である可能性が高い。また、個体発生の全プロセスに関与する幹細胞と、成体の維持のための幹細胞とでは、自ずと性質が異なるはずである。そこでまず、胚性と体性の幹細胞の違いを考えてみよう。

体性幹細胞は組織幹細胞とも呼ばれるが、その重要な特徴の一つに、滅多に分裂しないことがあげられる。DNAは複製時にこそ損傷を受けやすいため、頻繁な分裂は突然変異の原因となり、その結果がん化の危険性を高めてしまうのである。

では生物は、そのリスクを減らすためにどうしているのだろうか。実は独特の戦略で、体性幹細胞はそれを回避しているのだ。

発生初期に一気に増殖し、すぐに消える胚性幹細胞は、そもそも遺伝子変異の蓄積する暇がない。しかし体性幹細胞は、いったん組織が出来上がればヒトでは八十年以上維持され続けなければならない。そのため体性幹細胞は、不均等分裂で真っ先に生み出される「前駆細胞」を活用することにしたのである。

前駆細胞は、活発に増殖してひとまず新生細胞のプールを増やす役目を担っている。だが幹細胞と異なり、有限の分裂能しか持たない。それゆえやがて前駆細胞はなくなるが、かわりに幹細胞は、分裂回数を大きく減らすことに成功したのだ。

また前駆細胞は、頻繁に分裂するため変異を生じやすいが、結局は終末分化細胞となって死にゆく運命にある。そして死ねばもちろん、すでに獲得した変異は無効になってしまう。こうして幹細胞は前駆細胞にリスクを押しつけ、がん化を防いでいるのである。

†多段階発がんと小児がん

がんが老化と密接に関係する疾患であることは先に述べた通りだが、それは遺伝子変異の積み重ねに長い年月が必要だからである。

山極勝三郎によるコールタールの実験や、放射線を浴び続けたキュリー夫人のように、化学物質や放射線によって傷つけられたDNAは、しばしば突然変異を起こす。それが発がんに深く関わっている遺伝子なら、がんへの長い道のりが開始されたこととなる。

ただし、一種類の変異だけで発がんすることはほとんどない。さらに別の重要な遺伝子の変異が重なり、蓄積がある一線を越えたとき、細胞増殖が完全に制御不能となってしまうのだ。こうしていくつもの遺伝子変異を経て、がんが発生すると考えられているのだが、これを「多段階発がん」と呼んでいる。

とはいえがんは、もちろん老人だけの病気ではない。比較的若い成人にも、がんは容赦なく襲いかかるのだ。小児がんに至っては、しばしば悲劇的な結果を迎え、医者も患者家族も絶望のどん底に突き落とされてしまう。ドラマなどで純真無垢な子供らが、自らの運命を理解することなく逝ってしまう姿を観て、思わず涙した人も多いはずだ。

確かに小児がんは、がん全体の中ではそれほど多くはない。しかしそれでも無視できない数が毎年発生している。また発病に至るまでの期間は、生後の遺伝子変異の積み重ねだけで説明するにはあまりにも短く、成人とは別のメカニズムの存在が示唆されていたのだ。

化学物質や放射線は、曝露《ばくろ》を防ごうと思えばある程度可能である。その意味で、がんは予防可能な病気であるかもしれない。だが小児のがんは、根本的に成人のがんとは異なっているのだ。実は彼らは、変異という「時限爆弾」を抱えて生まれてくるのである。

小児がんの原因が、両親から受け継いだ遺伝子の場合、受精卵となった時点で全身の細胞がその変異を持つことになる。あるいはごく初期の胚細胞の一つに変異が起これば、その系譜の細胞はすべて「がん原変異」を保持したまま出生する。

成人の場合、たった一つの細胞ががんの起源だと考えられているが、小児の場合は一つ目のヒットがすでに多くの細胞に刻まれており、スタンバイ状態となっているのだ。もちろん幹細胞にも変異が持ち込まれており、たとえ滅多に分裂するものでなくとも、がんは早期に発生しうるのである。

そしてもし、そんな幹細胞に、あと一度でもがん原変異が入れば、細胞増殖が制御を失い、がん化への坂道を転げ落ちていきかねないのだ。

†iPS細胞のがん化問題

本書の序章で、iPS細胞のがん化問題について少し触れていたのを覚えておられるだろうか。幹細胞とがんの接点を語る上で、避けて通れないテーマのため、ここで詳しく解説しておきたい。

確かに山中博士の開発したiPS細胞は、人類の輝かしい未来を予感させるものだった。しかし光あるところには、影があるのが必定である。

細胞の系譜はまず受精卵から始まるが、分裂しながら胚性幹細胞を経て、やがてさまざまな体性幹細胞となる。最後は各臓器を構成する多様な終末分化細胞となるのだが、iPS細胞の技術とは、その過程において時計の針を起点まで、逆回転させる発明だった。

すなわちたった四種類の遺伝子を、皮膚などの成熟細胞に導入して強制発現させると、細胞はみるみる分化度を下げていく。その結果、最も未分化かつ万能の、ES細胞のような細胞へと若返ってしまうのだ。そしてこの時、細胞は二つの意味で重大な変化を遂げている。

一つは、導入した山中因子の四遺伝子が、染色体に取り込まれてゲノムに永続的に残存しているという事実だ。初期の作製法では、遺伝子導入にレトロウイルスを用いていたため、山中因子は染色体ゲノムのランダムな位置に割り込んでしまっていた。それゆえそれらの遺伝子群が、永久に細胞の機能に影響を及ぼし続ける可能性を否定できなかったのである。

二つ目は、元になる皮膚細胞がすでに終末分化し、老いた細胞であることに起因する。つまり皮膚の幹細胞が、成熟した皮膚細胞になる過程で、ゲノムに何らかの変異が入ってしまっている可能性があることだ。

では、一つ目の何が問題かと言えば、実は山中四因子の一つが、がんの原因遺伝子として発見されたものだったことである。これについては、次章以降に詳しく述べる予定だが、そんな遺伝子が何かの拍子で再活性化されるか、あるいはゲノム上の重要な遺伝子を傷つけることで、図らずも人為的ながん化の原因となってしまわないとも限らない。

二つ目の問題は、iPS細胞化しようとしている成熟細胞に、がん化の変異がすでに刻まれている可能性があることだ。通常なら、成熟細胞がそんな変異を持っていたとしても、役目を終えればそのまま死んで脱落していくだけである。

だがiPS細胞にしてしまえば、遺伝子変異が再生組織のすべての細胞に残ってしまうことになる。まるで小児がんと同じで、いつがん化してもおかしくない臓器を、無謀にも移植してしまうことを意味しているのだ。

つまりiPS細胞は、夢の万能細胞であると同時に、危うい宿命を背負った細胞なのである。天使が一瞬にして悪魔に豹変するかのように、逆にiPS細胞が、患者にとどめを刺してしまいかねないのだ。たとえるなら、「ジキル博士とハイド氏」のような存在だったのである。

このように幹細胞とがんは、実は根深いところで密接に関わり合っていた。そしてジキル博士がやがてハイド氏から戻れなくなったように、iPS細胞の負の側面に取り憑かれた者は、結局死を選ばざるをえなくなってしまうかもしれないのだ。

それゆえiPS細胞の臨床応用には、移植した細胞のがん化をいかに防ぐかが、現時点で最大の鍵となっているのである。

第四章
現代のがん研究

1 がん遺伝子の発見

†前がん遺伝子・サーク

カリフォルニアの抜けるような青空のもと、筆者がサンノゼ国際空港に初めて降り立ったのは一九九八年の真夏だった。いわゆる「がん遺伝子」の研究のために、東大に別れを告げて、サンフランシスコ郊外のスタンフォード大学医学部・発生生物学教室に留学したのだ。

農場のように広大な大学の敷地は、一年中緑の芝生に覆われ、それゆえキャンパスではなく「ファーム」と呼ばれていた。また筆者が自転車で横断しようとしても、端から端まで二十分以上もかかるほどで、これだけでもアメリカの底力を実感したものだった。

一方、サンフランシスコを中心とした学研エリアには、カリフォルニア大学サンフランシスコ校、バークレイ校といった名門大学が数多く集まり、互いに競い合うことで、傑出した成果を上げ続けていた。

そしてこのカリフォルニアこそ、二十世紀後半にがん研究の転換点となった地であり、筆者にとっても数多くの出会いの場だったのである。

さて前章では、幹細胞とは何かについて、その最も古い歴史から解説してみた。奇形腫から始まった幹細胞研究は、がん研究の本流から離れて独自に歩み始め、やがてそれは一九八〇年代に起こる生命科学の技術革命に、多大な貢献をもたらすこととなるのだ。

ではここで、話を再びがん研究の歴史に戻し、これまでの流れを簡単に振り返ってみたい。

二十世紀初頭、ラウス肉腫ウイルスを発見したペイトン・ラウスは、一九六六年にノーベル賞を受賞し、ついに歴史の表舞台へ復帰した。

また一九七〇年代、テミンとボルチモアは、ラウス肉腫ウイルスが逆転写酵素を持つレトロウイルスであることを発見する。セントラル・ドグマを崩壊させたこの研究は、必然的に科学者の目をウイルス内の遺伝子に向けさせる結果となり、彼らもまもなくノーベル賞を受賞した。

がん研究は、近代科学から現代科学へと大きな変貌を遂げ始めたのである。

ラウス肉腫ウイルスは、実はそのゲノム中にたった四個の遺伝子しか持っていなかった。生物学の研究では、実験系は単純なほど有利なため、ラウス肉腫ウイルスは理想的な素材として、がん研究の中心へと返り咲くこととなったのだ。そして研究者の次の目標は、ラウス肉腫ウイルスの遺伝子が、いかなる機能を持っているかを明らかにすることだった。

当時すでに、遺伝子工学の技術でウイルスの変異体を作製することが可能となっていた。それをニワトリに感染させれば、ウイルスゲノムにおける部位別の発がん能力を比較できる。またその結果から、それぞれの遺伝子の機能を知ることもできるはずだった。

実験の結果、非常に興味深い事実が判明した。ゲノムの一部が変異したウイルスでは、発がんするものとしないものとに、きれいにわかれたのだ。

この結果をもとに、変異領域の絞り込みを続けると、がんをつくるのに必要十分な遺伝子領域が突き止められる。そうして得られた遺伝子は「サーク」と名付けられ、その遺伝子産物の正体は、他の蛋白質にリン酸基を付与する「キナーゼ」という酵素であることがわかった。

生化学の領域では、リン酸基の付加や除去は、細胞増殖のスイッチの役割を果たしていることがすでに示されていた。そのためサークは、発がんへの長い道のりの、最初のメッセンジャーであることが明らかとなったのだ。

†ビショップとバーマス

こうして医学は初めて、発がんのきっかけとなる物質基盤を解明した。がんの本質が、いよいよ暴かれようとしていたのは確かだった。

ところがこの研究は、残念ながら医師出身の研究者たちの期待にはまだ応えていなかった。というのもヒトのがんが、ウイルスによって引き起こされるという証拠が、何一つなかったからである。長寿命の人間は、別の仕組みで発がんするという考えさえ残っていたのだ。

それでもがんの生物学者たちは、それを確信して突き進んでいた。ただし、相変わらず実験材料はニワトリのままだった。そしてそんな中、カリフォルニアでは医師出身の二人の研究者が、新たにサークの謎に挑もうと名乗りを上げた。スタンフォード大学の北に位置する、カリフォルニア大学サンフランシスコ校、すなわちＵＣＳＦがその現場だったのである。

その一人は、ペンシルバニアで司祭の息子として生まれ、かつて大学の文学部で歴史学を専攻していたマイケル・ビショップだった。その後ハーバード大学医学部を卒業したが、やがて研究医の道に進み、この地で研究室を構えたばかりだった。

一方、この偉業のもう一人の主人公は、学位をとって間もない博士研究員、ハロルド・バーマスだった。かつてハーバード大学文学部の大学院生だったが、後にコロンビア大学医学部で医師となり、ビショップと同様に研究医となったのだ。

彼らは三、四歳ほどしか年齢が違わなかったが、ビショップが研究者として独立してすぐに、研究員として合流したのがバーマスだった。似たようなバックグラウンドの二人は、UCSFですぐに意気投合した。

ビショップの自叙伝にもあるが、彼の自己評価はそれほど高くなく、バーマスの才能を見抜いたビショップは、彼と対等の関係になるのにためらいがなかったそうである。そして間もなく、彼らは互いを不可欠な研究パートナーと考えるようになり、そのためラボも、「ビショップ・バーマス研」と呼ばれるようになったのだ。

やがて一九七六年、彼らはまったく予想外の発見をする。つまり正常細胞の中に、サーク遺伝子の原型となる「正常な」相同遺伝子が存在することを見出したのである。

この頃がんは、サークの発見により、ウイルスが外来のがん遺伝子を運んで発生するものだと考えられるようになっていた。ところが実際は、もともとある正常遺伝子が変異して、発がんに至るものだと示されたのだ。

バーマスらは細胞内の正常な遺伝子の方を、「プロトオンコジーン（前がん遺伝子）」と命名した。やがて同様な例が続々と見つかると、それらはふだん正常細胞の生存や増殖に、必須の役割を果たしていることが証明されたのである。

これらの結果から、従来のセントラル・ドグマが覆され、新たな概念が提唱されることとなった。つまりウイルスは、単に遺伝子の、偶然の運び屋に過ぎないこと。そして正常な原型遺伝子が変異してできた「がん遺伝子」こそが、本質的に重要であること。

さらに、がん遺伝子の発現で細胞内の増殖シグナルが掻き乱され、細胞が厳密な増殖のコントロールを失ってしまうことで、がんが生じると結論付けられたのである。

†がん抑制遺伝子とツーヒット・セオリー

前がん遺伝子は、自動車でたとえるなら「壊れたアクセル」のようなものである。踏みっぱなしで暴走し、やがて死に至る大事故に、細胞を追い込んでいるのだ。

だが増殖のアクセルがあるなら、きっと「ブレーキ」もあるはずだ。両者が揃って初めて、細胞増殖の厳密なコントロールが可能だからだ。そしてブレーキ側は、ウイルス学者とまったく異なる登山口から登ってきた科学者による発見だった。アルフレッド・クヌードソンによる「遺伝性がん」の研究が、それである。

網膜芽細胞腫は小児の眼球に生じる珍しいがんだが、遺伝性に生じるものは悲惨で、しばしば両眼の摘出手術をしなければ子供たちを助けることができない。原因遺伝子であるＲｂは、正体の暴かれるはるか前から命名されていたが、見つかるまでに長い道のりを要した。

一九六九年、テキサスのMDアンダーソンがんセンターに着任したクヌードソンが、世界初のヒトがん遺伝子の発見を目指してテーマに選んだのが、網膜芽細胞腫だった。そしてまず気付いたのは、家族性の方が、散発性のものより発症年齢が早いことだった。

次に彼は、可能な限り多数の症例を集め、それらを統計学的な数理モデルで解析しようとした。これにより、なんらかの理論上の結論が得られるはずだったからだが、結果は非常に興味深いものだった。つまり家族性の患者では、出生前からすでに一つ目の遺伝子変異が入っていなければ、数理モデルが成立しないことが示されたのである。

ヒトの染色体は、性染色体を例外として、それぞれ相同な一対からなっており、すべての遺伝子は、ゲノムに各二個ずつあることになる。それゆえクヌードソンは、Rb遺伝子が二つとも壊れた時に初めて、増殖のブレーキが完全に失われ、がんが生じると考えたのだ。

クヌードソンは、これをがんの「ツーヒット・セオリー」と命名した。つまり、ブレーキが失われてできるがんには、最低二度の遺伝子変異が必要だと結論付けたのである。

こうしてRbは、理論上のヒトがん遺伝子として予想されたのだが、実際にRb遺伝子がゲノム上で突き止められるまで、それから十数年もの長い年月を要してしまう。またその間に、別の画期的な手法で、ヒトのがん遺伝子の発見は、先を越されてしまったのだ。

結局、最初のヒトがん遺伝子の栄誉はRbには与えられることはなかった。それはRb遺伝子を発見するためにも、その新しい技術がどうしても必要だったからである。

†ヒトがん遺伝子・ラスの発見

バーマスらは、まずニワトリで正常なサーク遺伝子を発見したが、その後正常サークは、実は脊椎動物で広く存在する、共通の遺伝子であることが明らかとなっていった。

これにより、がん遺伝子の存在ががんの原因であり、ヒトでも当然それが当てはまるものと考えられたのだが、研究者の間では、謎を包む霧がまだ完全には晴れ上がっていなかった。

それはヒトのがんで、サークの変異によって生じた症例がまったく発見されていないからだった。それどころか、実験動物で発見されたあらゆるがん遺伝子も、ヒトのがんと関連する何の証拠もなかったのである。

そんな中、新進気鋭の腫瘍ウイルス学者、ロバート・ワインバーグが、ボストンのマサチューセッツ工科大学(MIT)で、新たにがん遺伝子の研究を開始する。

MITはハーバード大学とも目と鼻の先で、京都にもよく似た学都ボストンの象徴的な存在の一つだ。そこでワインバーグは、その謎を解くために、極めて大胆な実験を考案した。そしてまず、前段階としてマウスのがん細胞からDNAを取り出し、バラバラにして培養正常細胞に取り込ませたのだ。つまり遺伝子断片だけで、細胞をがん化させる能力があるかを調べたのである。

誰が見ても、それはあまりに雲を摑むような実験だった。だが、驚くべきことに、がん細胞のDNAを添加した培養細胞は、一部が無秩序で無制限の増殖を開始したのだ。

この現象は、必ずしも生体内のがんを模倣しているとは限らないが、少なくとも培養細胞レベルでは、患者由来のがん細胞と区別がつかなかった。そのためこの実験系は、ヒトのがん遺伝子を発見するための、極めて強力な武器となっていったのである。

しかし、研究はまだ入り口にさしかかったばかりだった。マウスのがんで成功しただけで、本来の目標は、ヒトのがん遺伝子を見つけ出すことなのだ。そのためワインバーグは、次にヒトの膀胱がんでも同じ実験を試みた。

筆者も大学院生時代に感じたことだが、分子生物学の世界では、膨大な仕事量によってのみ偉業が達成されることが多い。また大発見に至る確率と仕事量との相関は、正比例の関係ではなく、仕事量の二乗に比例するのが実感だった。そして途方もない労力を費やした結果、ワインバーグの発がん実験は成功し、ヒトのがん遺伝子を含む断片が初めて捉えられたのである。

とはいえそれは、まだ大発見の序章にしか過ぎない。次の目標は、一体どんな遺伝子が、そのDNA断片に含まれているのかを突き止めなければならなかった。

一方で、科学の発見というものは、得てして同時進行的だ。あるレベルまで技術が進歩すれば、ほぼ同時に独立した複数の人間が、同じ発想に至る。実はこの時、ワインバーグ以外にも多数の研究グループが、同様の方法でヒトのがん遺伝子を追い求めていたのである。

それゆえ、発見レースは熾烈を極めた。そして一九八二年、ついに彼らの探し続けていたものが明らかとなる。三グループが同時に論文を発表するという、すさまじいゴールとなったのだが、結末はさらに驚くべきものだった。

それぞれのグループは、完全に独立して研究をしていたはずだった。それにもかかわらず、彼らはまったく同じ遺伝子を発見してしまったのだ。

その遺伝子は、結局「ラス」と命名された。このラスも、サークと同様に、細胞分裂を常に活性化し続けるように変異していた。ヒトにだけある特殊な発がん形式が期待されていたが、やはりヒトのがんも、他の動物と何ら変わらないことが判明したのである。

かくして長年覆っていた霧は、ワインバーグらの汗と情熱で、ようやくきれいに晴れ上がった。そしてその成果は、懸案だったもう一つの遺伝子を発見する原動力ともなったのだ。

†Ｒｂ遺伝子

ここで再び話はＲｂに戻る。ラスの発見により、クヌードソンのツーヒット・セオリーが証明される下地がいよいよ整った。また、少し前に実用化された染色体分析によって、Ｒｂ遺伝子は十三番染色体上に存在していることも判明していた。

このセオリーが正しいなら、ごく稀に次のようなケースが存在するはずである。つまり二つの染色体上にあるRb遺伝子が、まったく同じ場所で欠損している症例だ。

こうした仮説を立て、その証明を試みたのが元眼科医の遺伝学者、タデウス・ドライジャーだった。彼もまた、取り憑かれたように全米からサンプルを集め、膨大な数の手術標本を調べあげた。そしてワインバーグの時と同様に、想像を絶する労力の果ての一九八五年、ついにRb遺伝子の正体がわかったのである。

翌年、がんの「アクセル」を発見したワインバーグらの協力で、クヌードソンの「ブレーキ」が「ネイチャー」誌に発表された。十五年前に提唱された理論の正しさが、ようやく完璧に実証され、がん生物学の新しいセントラル・ドグマが完成したのだ。

あらゆる事物には始まりがあるが、がんもまたしかりである。結局、人類を苦しめてきた最大の病気のそれも、決して解けない謎ではなかったのだ。

がん遺伝子の「陰と陽」とも呼べる二つの大発見により、発がんメカニズムの基本原理が解明された。またこれをきっかけに、堰を切ったように新たな原因遺伝子の発見が続いた。そしてついには、ヒトのがんでも実際に、しばしばそれらが変異していることが明らかとなったのである。

化学物質や放射線など、諸説が入り乱れてきた発がんメカニズムだったが、ラウスによるウイルス発がんの発見によって、がんは科学の支配下に入った。だが分子生物学と遺伝子工学の時代の到来で、バーマスらによりウイルスは、単に経路の一つにしか過ぎないと修正された。最後にワインバーグらが、がんは、長い年月にわたる遺伝子変異の蓄積にのみ起因することを、はっきりと証明したのだ。人類はここで初めて敵の正体を知り、がんを科学の力で制圧する戦闘準備が整ったのである。

†栄冠

一九八九年、ビショップとバーマスに、前がん遺伝子発見の業績でノーベル賞の栄冠が授けられた。その席でバーマスは、かつて文学部の学生だったことを懐かしむかのように、がんという病気を文学的にたとえて表現したそうである。その言葉は、いつかきっと人類が、がんを克服する日のくることを心から願うものだったという。

ちょうどその頃筆者は、医師国家試験の勉強中でそれどころでなかったため、当時の記憶はまったくない。研究者に転じてからは、かなりの数のノーベル賞受賞者を直接目にすることとなったのだが、筆者にとってバーマスは、実は非常に特別な存在なのだ。

というのも、彼は筆者のスタンフォード時代のボスが、かつて師事した人物だった。後に触れるが、サークの後に新しいがん遺伝子・ウイント蛋白質を共同で発見したのだ。すなわち筆者は、ビショップ、バーマスという二人のノーベル賞学者の孫弟子にあたるのである。

そのおかげで一度だけ、孫弟子のよしみでバーマスと出会ったことがある。ある時、大学で小さな学会があり、その際ラボ関係者だけのパーティーが、わがボスの自宅で催されたのだ。

スタンフォードは、その広大なキャンパスの高台に、教授たちのための住宅が用意されていた。郊外らしく、広々とした敷地に青々とした芝生が目にも眩しい豪邸ばかりだ。また遠くを眺めれば、はるかにサンフランシスコ湾までが見渡せ、まさに彼らは地上の楽園に暮らす「天上人」のようだった。

バーマスは、その時さりげなく我々の前に姿を見せた。さすがにその頃になると、筆者はすでに何人ものノーベル賞学者と遭遇しており、ミーハー的なときめきはもうなかった。単にボスのボスというだけで、気軽にパーティーに同席させてもらっていたのである。

当時のバーマスは、ノーベル賞学者である以上にアメリカでは重要な人物だった。というのも、彼はアメリカ国立衛生研究所（ＮＩＨ）の所長でもあったからだ。医師出身の彼は、全米の医学研究予算を大幅に増額させることに成功し、生命科学者たちに大いに感謝されていたのだ。

バーマスも、弟子のラボという気安さから終始リラックスしており、出席したメンバーたちともごく普通に接していた。日本なら、ノーベル賞学者といえば雲の上の存在に近かったが、アメリカではそれが普通だったのである。

学会に参加しても、欧米人の受賞者たちは、他の研究者と同様、ごく普通に自らの発表を行い、また聴衆の一人として溶け込んでいる。現役ノーベル賞学者が何十人もいるアメリカでは、決して彼らは特別な存在ではなく、ノーベル賞自体も数ある賞の一つという認識なのだろう。バーマスとの邂逅《かいこう》は、アメリカの懐の深さを実感させられた瞬間だったのである。

2 がんのシグナル伝達系

†フィラデルフィア染色体

さて、がん遺伝子の発見までのストーリーについては理解してもらえたかと思うが、これからさらに科学的な内容が深くなるため、ここで遺伝子や染色体の基礎知識を復習しておこう。

遺伝子とは何かと問われれば、物質的にはDNAそのものである。だがその本質は、実は「情報」だ。DNAを構成する四種類の塩基が、特別な順序で並ぶことにより、デジタル情報を構成しているのだ。しかし、実際に体内で機能する分子は蛋白質で、DNAそのものには何の物理化学的役割もない。ただ情報を記憶するだけの装置である。

DNAの配列情報がRNAによって写し取られると、次にリボゾーム上でアミノ酸の連結反応が起こる。その結果、さまざまな機能を持った蛋白質分子が生成されるのだ。ヒトの場合、遺伝子の総数は二万二千個くらいと推定されているが、その全体をひとまとめにして「ゲノム」と呼んでいる。

一方染色体とは、DNAとそれを取り巻く蛋白質の複合構造体である。塩基性の色素で染色されるためそう呼ばれているが、ヒトの場合は顕微鏡で観察すると、二十三対で計四十六本に分割されている。

この構造体と、がんとの関連に注目したのは、シカゴの血液学者であるジャネット・ローリーだった。まだバーマスらが、サークの研究を開始したばかりの一九七三年のことである。ローリーがその研究を始めるきっかけとなったのは、フィラデルフィアの二人の病理学者の古い発見だった。彼らは一九五〇年代後半、慢性骨髄性白血病の染色体に、常にやや短い染色体が一本存在しているのを見出していた。

慢性骨髄性白血病は成人に発症することが多く、脾臓の腫大などで発見されるのが特徴だ。急性白血病と違い、末梢血中には幼若な白血病細胞ではなく、さまざまな分化段階の細胞を含んだ成熟細胞の増加が見られる。通常、病気は慢性に経過し、その期間に命を脅かされることはないが、ほぼ全員があるとき突然に「急性転化」してしまうのだ。

そうなれば、もう後がなくなる。末梢血中にも未熟細胞が激増し、今度は難治性の急性白血病と変わらなくなるからだ。抗がん剤はほとんど効果なく、やがて確実な死を迎えるのである。

この病気は不思議なことに、二十二番染色体の構造に特徴があった。二本のうちの片方が、一部欠損していたのである。フィラデルフィアの病理学者はそれを「フィラデルフィア染色体」と命名したが、当時の染色技術では、欠けた部分がどこに行ったのかを発見できず、単なる観察事象として鑑別診断に用いられるだけだったのだ。

二十年近くの歳月を経て、消えた染色体の行方をついに発見したのがローリーだった。

二十二番染色体の一部は、なんと九番染色体にくっついていたのだ。そしてさらに驚くべきことは、逆に九番染色体の小さな先端が、二十二番染色体の端に付着していた。つまり慢性骨髄性白血病では、ゲノムの一部が染色体の間で交換され、「転座」を起こしていたのだった。

†キメラ蛋白質「bcr-abl」

前節では、サークやラス、Rbなどのがん遺伝子が発見されるまでの経緯について、ラウスからバーマス、ワインバーグらに至るストーリーを軸に語った。確かにそれこそが科学の本流だったが、実はここからが、もう一つのがん遺伝子発見物語である。

転座により、ゲノムには新しい配列が生まれることとなる。こうしてできた一本の遺伝子は、まったく異なる蛋白質の、頭と尾がくっついた「キメラ蛋白質」となりうる可能性を示していた。もしそれが、慢性骨髄性白血病の本質的な原因だとすると、腫瘍学者たちは化学物質や放射線、あるいはウイルスによらない発がん原因を突き止めたことになる。

だがこちらの道のりも、やはり長く険しいものだった。科学の世界では、研究の進展はいっせいに起こるものであり、フィラデルフィア染色体についても、ラスやＲｂとほぼ同時期に結末を迎えることとなった。二つの染色体が転座してできた蛋白質が、もともと九番染色体上にあったｂｃｒと、二十二番染色体上に位置していたａｂｌとが融合したものだと判明するまで、ローリーの発見からさらに十年もの歳月を要したのである。

がんの原因遺伝子として、最も早くから手がかりが得られていたフィラデルフィア染色体だったが、結局初のヒトがん遺伝子は、一九八二年のラスで決着していた。Ｒｂより一年早かったが、ラスより二年遅れ、キメラ蛋白質説が発表された時にはすでに一九八四年になっていた。

解析の結果、やはりこのｂｃｒ‐ａｂｌもリン酸化酵素だった。それぞれが、単独で存在している時には厳密に制御されている増殖シグナルが、キメラ蛋白質となって暴走を始めたものだったのである。

しかし、この研究の過程で得られた知見は、後のがん研究とがん治療にさまざまな影響を与えることとなる。その一つが発生工学技術による発がんモデルマウスであり、もう一つは分子標的治療薬の開発だった。さらには造血細胞の系譜の詳細が明らかにされ、がんの起源を解き明かすための重要なヒントを与えてくれたのだ。

いまや慢性骨髄性白血病は、新世代の抗がん剤で克服された最初のがんとなった。というのも、こののち「奇跡の薬」と呼ばれることとなる治療薬、グリベックが開発されたからだ。bcr-abl遺伝子を阻害することが、がんの発病を未然に食い止める鍵となったのである。

これら一連の成果により、がんはいつか根治可能な疾患となる——。

科学者は、そう確信を持てるようになった。そして一方で、本書のメインテーマである「がん幹細胞理論」の土台となっていったのだ。

†がん細胞の基本的特性

がん化の引き金は、こうして増殖シグナルを制御するシステムの破綻がその本質であるらしいことが判明した。シグナル蛋白質のリン酸化の有無が分子スイッチの役割を果たし、それらが壊れたとき、増殖シグナルが暴走してしまうのである。

しかも細胞分裂が頻繁に起こると、そのぶん遺伝子複製の際のエラーが蓄積されやすい。変異した細胞にさらに変異が積み重なり、やがてがんに特徴的な性質を獲得していくと、ついにがん細胞へと変貌してしまうのだ。

では、がん細胞を特徴付ける性質とは、いったい何だろうか。病気としてのがんについてはすでに述べたが、細胞としては無制限・無秩序な増殖を行う以外にも、幾つかの特性がある。がん細胞は、単に不死なだけではない。別の見方をすれば、生き残るためには手段を選ばない存在なのだ。周囲を食い破り、破壊して、領地を広げようとする。そのためには細胞を押しのけて移動し、組織を傷害しながら浸潤する。また血流に乗って飛び去り、着地した新天地でも同様に振る舞う。その上、抗がん剤や放射線にも抵抗性を示す。

つまり環境に合わせて、常に進化しているのががん細胞なのだ。

こうしたがん細胞の行動は、実はもともと正常細胞に備わっているものだった。例えば免疫細胞は、この性質を巧みに利用して病巣に辿り着き、病原体を排除している。

ところががん細胞は、個体全体の利益に背いてでも、自分自身の生存と拡大にこだわり続けるのである。一連の行動は、正常細胞なら厳密なコントロール下に置かれているものだが、がん細胞は、それらを自己に都合が良いよう改変する。またそれを可能にするのは、最初の遺伝子変異に引き続く、さらなる変異の積み重ねなのだ。

ジョンズ・ホプキンス大学のバート・フォーゲルシュタインは、一九五〇年代になされた病理学的な観察から、がんの進展過程と遺伝子変異の関係に注目していた。つまり観察では、がん細胞は病理学的に正常に近い「前がん状態」から、いかにも悪性細胞の顔つきをした浸潤性の「進行がん」まで、順番に進展していくことが知られていたのである。

もし、観察事実と遺伝子変異が相関するなら、がんは多段階で発がんしていることが強く示唆される。そのため彼は、大腸がんでそれぞれのステージごとに遺伝子変異を調べてみた。

結果は予想通りのものだった。一九八八年に発表された論文では、一定の遺伝子変異が、ステージに比例して順番に起こっていたことが証明されたのだ。

がんの遺伝子研究の進歩の中、がん遺伝子とがん抑制遺伝子は、一九九〇年までに百個以上が発見された。そしてそれらは発がん過程の起点であり、別の蛋白質の活性化スイッチを、連鎖反応的にオンにすることも明らかとなった。

これらは滝にたとえられ、カスケードと呼ばれた。つまりシグナル伝達系は、蛋白質同士が連続的に修飾されることで機能スイッチが入り、その結果としてさまざまな細胞活性や挙動を惹起するのだ。

その後も多くの研究者により、がん細胞に特徴的なシグナル伝達系が続々と突き止められていった。例えばジュダ・フォークマンは、がん細胞による腫瘍血管新生を発見した。スタンリー・コースマイヤーは、がんに細胞死シグナルを阻止する活性を見出した。これらはみな、正常細胞では本来厳密なコントロール下で行われている細胞機能だったのである。

他には、低酸素状態で生き延びるための遺伝子も、がん細胞で活性化されていた。これは幹細胞の維持にも重要な遺伝子だが、爆発的に増殖するがん細胞を養うためには、同時に血管新生が必要で、それが追いつかない場所での適応だった。

がん細胞は、起源を辿ればがん遺伝子やがん抑制遺伝子の変異に行き着く。その後に別の遺伝子変異が積み重なった結果、狂ったシグナル伝達カスケードの支配下に置かれてしまうのだ。そして自己の増殖と拡張のみを目的とする、破壊的な集団に成り果てたと言えるのである。

†APCと中村祐輔博士

がん細胞の基本的性質を理解して頂けたところで、再びがんの研究史に戻ろう。

ラスやフィラデルフィア染色体ががん遺伝子研究の本流だったとしても、それに劣らない貢献を、かつて日本人研究者が果たしたことがあるのだ。

山極勝三郎以来、がん研究における日本人の活躍は、それほど目立つものはなかった。しかし元東大医科研教授で、シカゴ大学の中村祐輔博士だけは、筆者とも多少縁のある人物であるゆえ、ここで触れずに済ませるべきではないだろう。

がん遺伝子ハンティング真っ盛りの一九八〇年代、ユタ大学のホワイト研究室に、一人の日本人外科医が博士研究員として留学してきた。消化器外科でも非常に重要な疾患である、家族性大腸ポリポーシス（ＡＰＣ）の原因遺伝子を同定するためだった。

この病気は、若い頃から大腸にポリープができ始め、やがて大腸全体を覆うほどに増加していくのが特徴である。恐ろしい遺伝性疾患で、放置したまま中年頃に達すると、最終的に必ず大腸がんへと進展する。いわばフォーゲルシュタインの観察そのもののようながんだった。親兄弟が次々と同じ病気にかかり、次は自分の番かもしれないとの恐怖は想像を絶するだろう。だが発病を防ぐには、がんとなる前に大腸全体を切除する以外に方法がない。このため若い患者にとっては、まさに不幸以外の何ものでもなかったのである。

ＡＰＣはＲｂと同様、遺伝性の疾患だった。しかし残念なことに、同じ探索方法は用いることができなかった。そのため膨大な手作業を必要とする「連鎖解析」という手法で、徐々に遺伝子座を絞り込んでいかねばならなかったのだ。

当時、筆者はまだ産婦人科医であり、医局派遣で田舎暮らしをしていたため、そんな偉業を知る由もなかった。だがＡＰＣ遺伝子は、幾多の困難と空前の労力の結果、一九九一年についに突き止められたのである。

またこれは、科学的偉業という意味だけでなく、臨床的にも極めて重要な発見だった。そのため学会発表の晴れ舞台で、中村博士は非常にユニークな比喩を用いて、ゲノム上のその位置を突き止める過程を述懐したのだ。

彼が示したのは、世界地図からアジアへとズームし、次に日本、関東地方、東京へと拡大していくスライドだった。最後に自分のラボのある病院まで達したところで、それは止まった。そして中村博士はこう続け、話を終えたのである。

「ＡＰＣ遺伝子は、その病院の中にいる、ただ一人の患者を見つけ出すようなものでした」と。

実際、ろくな遺伝子地図のない時代に、全三十億塩基の中からたった一つの変異を見つけ出そうとしたのだ。たとえるなら、世界一周を成し遂げたマゼランが、途中日本に立ち寄り、山奥に住むマタギの一人を見つけ出すようなものであろう。

論文が世に出た日、アメリカの科学雑誌「サイエンス」は、その表紙に中村博士の快挙を一枚のイメージ画にまとめて飾った。そこに描かれていたのは、心憎いことにドミノ倒しの最初の一個が、ＡＰＣ遺伝子であることを示していたのだ。

ちなみに、筆者の研究とＡＰＣ遺伝子との関連について、ここで少しだけ述べておきたい。

このＡＰＣ遺伝子と、それを突き止めた中村博士は、先に述べた通り筆者と無縁ではなかった。ユタ大学から日本に戻った中村博士は、しばらくして東大医科学研究所の教授となり、筆者も帰国後すぐ、その医科研に着任した。筆者が幹細胞研究を開始した当時、中村博士はヒトゲノム解析センター長として辣腕をふるっておられ、学内でもよくお見かけしたものである。

その後の解析で、ＡＰＣはラスなどと違ってリン酸化酵素ではなかった。そのかわり、別のがん遺伝子である「ウイント」の、シグナル抑制因子の一つであることが判明したのだ。そしてこのウイントこそ、筆者がスタンフォード大学時代に追い求めていたテーマだったのである。

ウイントシグナル

たった今触れたが、別のタイプのがん遺伝子ウイントについても、ここで解説しておこう。筆者のボスがバーマスの弟子だったとは先に述べた。そしてがん遺伝子発見レースのさなか、二人がマウス乳がんウイルスから新しいがん遺伝子を単離したのは、一九八二年のことだった。当初それは、「イント1」と命名されたが、実はショウジョウバエ胚の初期発生に関わる遺伝子の、相同遺伝子でもあった。「羽なし」変異体を意味する「ウイングレス」として、既に同定されていたのである。

系統発生上、マウスとハエはかけ離れていたが、後に両者は機能的にも同一の遺伝子と断定される。まもなく名前が統一され、「ウイント遺伝子」と名付けられたが、ウイントは、がんと個体発生の両方に働く遺伝子として、たちまち注目を集めるようになった。

サークやラスは、細胞内でシグナル蛋白質のリン酸化に関わる遺伝子である。しかしウイントは、細胞外に分泌される蛋白質分子で、細胞間でのシグナル伝達を橋渡しする「メッセンジャー」だった。またウイントの支配するシグナルは、受精後の形態形成期に働き始め、細胞の増殖を促進するのが役目である。そして中村博士の発見したAPCは、その抑制因子として、個体発生のプロセスを精妙にコントロールしていたのだ。

その後のウイント研究の発展はめざましく、相互にやりとりするシグナル伝達系の数は増え続けた。例えばアフリカツメガエルの発生研究では、ウイントは頭から尾に至る体軸の形成にも関与していた。つまりカエルの受精卵に注射すれば、二次体軸を誘導して二つの頭を持つカエルを誕生させることもできたし、また筆者がスタンフォードを離れる頃になると、造血幹細胞の維持機構にもウイントが働いていることがわかったのである。

まさにウイントは、がんと発生におけるマルチプレイヤーだった。そしてこれらの事実を知るにつれ、筆者の興味は次に、がん遺伝子と体軸形成との関連に移っていった。さらに帰国後は、幹細胞生物学へと発展するのだが、これらの発見こそ、筆者がスタンフォードでの研究を終えた後に、ハーバード大学から東大医科研へと渡り歩くきっかけとなったのだ。

ハーバード時代の研究についてはまた別の機会に譲るが、その頃になると、がんの進展に関する遺伝子は、そのほとんどが個体発生にも重要な役割を果たす遺伝子だと判明していった。実はがんと発生生物学も、決して切り離しては考えられない研究分野だったのである。

古代より、がんは肉体に巣喰い、まったく異質で怪物のような印象を、長らく人類に抱かせてきた。しかし結局は、自分自身とほとんど違いのない存在だった。同じものを栄養源とし、同じ遺伝子を働かせているだけだったのだ。

こうしてがんの秘密のベールが一枚一枚剝ぎ取られ、第七章で触れる「分子標的治療薬」ががんを制圧する時代が、いよいよ近付いていたのである。

3 抗がん剤という名の秘薬

†がん治療の歴史

ここまで筆者は、主に科学者の立場から、がんと幹細胞研究の歴史を語ってきた。だが本書のもう一つの目的は、最先端のがん治療の現状について紹介することでもある。この節では、今度は臨床医の目から、近代以降のがん治療の歴史を駆け足で振り返ってみたい。

かつて筆者は産婦人科医で、初執刀は良性の奇形腫であったことは述べた通りだ。大学病院の婦人科では、がん患者の主治医になることが大半で、数多くのがん患者の死を目の当たりにしてきた。しかし集団医療体制の中では、もちろん最下位の見習い雑用係に過ぎず、がんの手術も常に、第三助手以下だった。

ここで簡単に婦人科手術の様子を説明すると、まず執刀医と第一助手は、患者の下腹部両脇の特等席に陣取る。第二助手はM字に広げた両足の間、通称「おマタ」に立つのだが、ここまでは術野を取り囲む好位置だ。

研修医が第三助手に命じられると、たいてい太ももの横に陣取ることとなる。そこから手術を直接見るのはほぼ不可能で、執刀医のために術野を確保するための鉤をひたすら引くだけだ。とはいえ数時間に及ぶ手術では、普段の睡眠不足がたたってしばしば睡魔に襲われてしまう。指導医の叱責で目が覚め、やっと我に返るのだが、国手と呼ばれる名医でも、研修医の頃は皆同じだっただろう。しかし今の外科医が、これだけの大手術が行えるようになるまでに、前時代の医者たちは数え切れない屍《しかばね》を乗り越えてきたのだ。

現代の手術は、もはや進歩の余地がないところまできてしまった感がある。消毒法や抗生物質によって術後感染症は激減し、輸液や麻酔の発達は手術時間の制限を取り払った。手術法自体も工夫に工夫が重ねられ、単に切って縫うだけのような術式は、すでに考え尽くされてしまったはずである。

従って、これからの外科手術は腹腔鏡《ふくくう》や縮小手術など、必要最小限で低侵襲《しんしゅう》なものを目指していくだろう。あるいは薬でほとんどが治癒できるようになり、手術そのものが廃《すた》ってしまうのが理想である。そんな未来の医者たちは、きっと二十一世紀の医療を非人道的で野蛮な時代だったと振り返るのに違いない。

同様に、ここまでのがん治療の道のりも決して平坦ではなかった。万病に効く秘薬と称する怪しげなニセ薬を除き、がんの「治療薬」というものは、近代医学以前にはなかったのだ。イムホテプの頃からずっと、「治療法はない」と一言で済まされていたほどである。

ジキル博士とドリトル先生のモデルだったジョン・ハンターの時代になって初めて、限定的な外科手術が可能となった。しかし麻酔のない状況では、患者はひたすら苦痛に耐えるしかなく、まさに手術中は阿鼻叫喚の地獄絵図となった。術中死や術後感染症死は避けられず、また成功したとしても、がんの根治には程遠い有様だったのだ。

なお、当時がんの手術といえば、発見しやすく切除の容易な乳がんが主な対象だった。画像診断のないこの時代、そもそも内臓のがんを見つけることはほぼ不可能で、また死亡後に解剖されることもなかったからだ。

そのため、がんといえば乳がんか皮膚がんであり、それが蟹の姿に似ているという理由から、ヒポクラテスが「カルキノス（キャンサー）」と名付けたのだ。あとは辛うじて目視できる子宮がんや口腔《こうくう》がん、それに直腸診で触知できる直腸がんに限られていた。

さてハンターの時代には、手術と言ってもただ目に見える範囲を最短時間で切り取るだけのものだった。しかし近代医学の技術革新で、やがて拡大手術へ、さらには超拡大手術へと突き進んでいった。

乳がんでは、一九〇〇年代初頭に活躍したハルステッドの果たした役割が極めて大きい。だが彼の考案した手術は、周囲のリンパ節だけでなく乳房の下の大胸筋までもひとまとめに摘出し、外見的に醜悪極まりない手術痕を残すものだった。

しかしその後も、外科医の飽くなき挑戦は続いた。一九七〇年代から八〇年代にかけては、手術で切り取れないものは何もないと考えられるようになった。極端な例では、半日以上をかけてがん患者の腹部内臓をほとんど全部取り去り、かわりにドナーから同じだけの正常臓器と取り替えるという、クラスター手術も行われていた。

これらの手術は術後に大きな組織欠損と、重大な機能喪失を残し、患者をしばしば必要以上の苦痛にさらす結果となった。だがそんな英雄主義の外科医たちの努力の甲斐なく、全身に散らばった転移でがんが次々と再発し、結局患者たちは命を落としたのである。

外科手術だけではがんは治癒させることができない――。明白で残酷な証拠が、医学に突きつけられた時代だった。

†戦争が生んだ偶然

がんを手術で根治させるという夢は、結局この頃にはほとんど叶うことはなかった。

ならば薬ではどうか、と考えるのは自然だが、そもそもがんは薬で治療しようという考えの方が古かったのである。しかし科学の未熟な時代、それは当然夢物語に過ぎず、あってもせいぜい何の根拠もない「秘薬」や、まじないの類を超えるものではなかった。

実際、第二次世界大戦頃までは何の手がかりもなく、手術でできるだけがんの周囲を広範囲に取り除くか、放射線の細胞傷害性を利用して、X線やラジウムを体表から直接照射するほかなかったのだ。

しかし手術や放射線の力が及ぶのは、がんが存在している「局所」だけだった。浸潤と転移ががんの定義である以上、切り取れる範囲を超えた浸潤がんや、全身にばらまかれて重要臓器を冒してしまった転移がんに対し、腫瘍医たちは打つ手がなかった。

とはいえ、幸か不幸か戦争という悲劇は、しばしば科学の進歩を加速させる原動力となった。生存本能が知力を活性化させ、驚くべき発想をもたらすからで、近代の技術革新は、常に戦争の副産物だと言っても過言ではなかったのだ。

実際、剣や銃による傷は手術を発達させ、爆薬で失われた手足を補うために義肢が発達した。そして抗がん剤が発見されるきっかけとなったのも、戦争中の惨事が原因だったのである。

マスタードガスは一八五九年、ドイツの化学者アルベルト・ニーマンによって初めて合成された。実戦は第一次世界大戦中の一九一七年、ドイツ軍がカナダ軍に対して使用したのが最初である。だがあまりの残虐性ゆえ、一九二五年のジュネーブ議定書で使用が禁止されていた。

第二次世界大戦が始まると、各国はあたかも議定書を遵守しているような姿勢をみせていた。ところが一九四三年、イタリア南部の港で、アメリカの貨物船がドイツ軍の空爆を受けた時だった。兵士と一般市民の多数が死傷したが、被害はそれだけにとどまらなかったのだ。その港は誘爆で、文字通り火の海となった。その結果、アメリカ軍が極秘に搬入していたマスタードガスが海に流出してしまったのである。特有のニンニク臭が覆う中、燃えさかる船から多数の兵士たちが海に飛び込んだが、助けられた者には異様な皮膚の潰瘍が生じ、多くは直後に死亡してしまった。汚染された海水に、肌が直接触れたせいだった。

また事故直後を生き残った者も、やがて別の症状を呈し始めた。彼らに重篤な白血球減少症が観察されたのだ。しかしこれが、後に重大な意味を持つようになったのである。

その後この症状は、マスタードガスの成分の一つのナイトロジェンマスタードが、リンパ球系の細胞を選択的に殺すことが原因だったと判明する。また治療にあたった一人の医者が、大戦後にがん治療を大きく変えるアイデアを思いついたのも、これがきっかけだった。つまり白血病患者に、こうした化学物質を、宿主《しゅくしゅ》を殺さない程度の量で投与すれば、治療薬として使えないものかと閃《ひらめ》いたのだ。

その予想は見事に的中した。かくして最初の抗がん剤は、戦争の悲劇をきっかけに誕生することとなった。そして今もその誘導体は、臨床の第一線で使われ続けているのである。

†セレンディピティと抗がん剤

がんの治療薬となりうる化学物質の発見は、マスタードガスの悲劇の後も続いた。その一つが細菌を殺すペニシリンのような「抗生物質」である。菌の細胞を壊す効果があるなら、がん細胞にも有効な物質が見つかるかもしれないとの考えからだ。またペニシリンの実用化は一九四二年で、その発見物語はあまりにも有名だが、がんに対する抗生物質の発見も、実は意外に早かったのである。

微生物学者のセルマン・ワクスマンは、すでに一九四〇年代に土壌細菌の放線菌から、アクチノマイシンDという抗生物質を精製していた。だが細菌感染症でヒトに使用した場合、その副作用の強さから、次第に使われなくなっていた。

そんな中、一九五四年にハーバード大学のシドニー・ファーバーが、それとは逆の発想をする。細菌感染症ではなく、がんの化学療法にアクチノマイシンDを試そうとしたのだ。このとき彼のもとには、確かに幸運の女神が舞い降りていた。

抗生物質は、マスタードガスと違って生物由来だが、構造上は比較的単純な化学物質である。ペニシリンは真核生物の青カビが産生する物質だったが、原核生物である放線菌も、他の細菌との生存競争を生き抜くために抗生物質を放出していたのだ。

ワクスマンの発見したアクチノマイシンDは、DNAに結合して損傷させるタイプのものだった。DNAはすべての生物に共通のため、この抗生物質は放射線照射と同じ効果をもたらすと予想された。そのためファーバーは、アクチノマイシンDを抗がん剤として利用できるかもしれないと考えたのである。

実際、アクチノマイシンDは放射線と同様に、マウスの腫瘍を完全に消失させることに成功した。そうなれば、次は当然ヒトに試す番だった。ファーバーは、さまざまなヒトのがんに投与実験を行ったが、やがて腎臓がんの一つであるウイルムス腫瘍で著しい効果を見出した。

この結果は驚くべきものだった。しかも放射線治療と組み合わせれば、肺転移を合併する症例にすら長期的な有効性が確認されたのである。そのためウイルムス腫瘍は、転移を伴った固形がんのうち、世界で初めて化学療法で治癒が見込めるがんとなったのだ。

しばしば科学の世界では、「セレンディピティ」という言葉を用いる。わかりやすく言えば「予期せぬ発見に出くわす幸運」という意味だ。アクチノマイシンDの発見は、まさにファーバーに降りかかったセレンディピティの賜《たまもの》だった。そしてほぼ同時期に、雪崩のように相次いだ他の「抗がん抗生物質」の発見も、科学の大発見の陰に必ずと言っていいほど存在した、セレンディピティの物語を伴っていたのだ。

ファーバーは、黎明期におけるがんの化学療法を完成させた功績で、後に「近代化学療法の父」と呼ばれるようになった。またハーバード大学には、彼の名を冠した「ダナ・ファーバーがん研究所」があり、ボストンのメディカルエリアの一角に威容を誇っている。

そして今もそれは、世界でも屈指のがん研究施設として、優れた成果を上げ続けているのだ。

†多剤併用療法

実はファーバーの功績には、まだ続きがあった。それゆえこのまま物語を続けよう。

こののち彼は、抗がん抗生物質だけにとどまらず、さらに別のタイプの抗がん剤も実用化させた。そのためこの章の最後は、他の主要な抗がん剤の開発物語のいくつかを併せて紹介することで、締めくくりとしたい。

DNAが遺伝子の本体であると証明されてから、放射線照射と同様の抗がん効果を得るためには、その合成経路を阻害することも有効かもしれないと予想されていた。そしてそのうち葉酸の代謝経路は、早くからその候補の一つだった。

だが一九四〇年代に発見された葉酸化合物のケースでは、逆に白血病細胞の増殖を加速させるという悲惨な結果を招いてしまった。これでは治療薬どころか、むしろ「毒薬」だった。とはいえファーバーは、そんな悲劇を決して無駄にせず、かえってその事実に注目したのである。

彼は可能性を疑うことなく、別のアプローチから挑戦を始めた。やがてその努力が実を結び、逆の作用を示す葉酸代謝拮抗薬こそ、急性白血病に有効であることを発見したのだ。またもや逆転の発想で、ファーバーは二度目のセレンディピティをものにしたのだった。

この成功は、さまざまな代謝経路に対する、数多くの抗がん剤が開発されるきっかけとなった。その結果、がん治療に大きなパラダイム・シフトが起こり始めた。

これまで抗がん剤治療といえば、どれでも単剤の投与だけしか試みられていなかった。それゆえ副作用のない濃度では、そのほとんどが無効だった。しかしもし、作用機序の異なる薬剤を組み合わせればどうなるか。一剤だけでは効果がない症例でも、大きな相乗効果が得られるかもしれず、うまく行けば完治も期待できるのではないかと、ファーバーは考えたのだ。

この「多剤併用療法」というアイデアによって、がんの化学療法に革命的な変化が起こった。効果を保ちながら、一剤あたりの使用量が減らせ、そのぶん副作用も弱められるからだった。

このコンセプトが威力を発揮するには、もっと別のタイプの抗がん剤の開発を待たねばならなかったが、間もなくそれはファーバー自身の手で実現することとなった。

やがて小児のリンパ性白血病では、完治した例が続出するようになり、ファーバーの考えが正しかったことが裏付けられたのだ。こうして多剤併用療法は、その後がんの「標準治療」として世界中に広まっていったのである。

†第一世代の抗がん剤の開発秘話

ナイトロジェンマスタードやアクチノマイシンDは、DNAを非特異的に傷害し、細胞分裂を阻害する薬剤だった。現在ではそれらをひとまとめにして「第一世代」の抗がん剤と呼んでいるが、この時期にはさまざまな作用機序を持った薬剤が次々と開発されて、多剤併用療法に用いられるようになった。

他の新規抗がん剤では、植物由来で糖尿病の民間薬だったビンブラスチンもまた、セレンディピティによって画期的な抗がん剤へと変貌したものの一つだった。

一九五二年、トロントのクラーク・ノーブルは、それがまったく糖尿病には効果がないことに気付いた。期待はずれの結果に終わったが、あきらめきれない彼は、さらにそれを濃縮し、いっそのこと「賭け」のつもりでラットに投与してみた。

すると意外なことが起こった。なんとすべてのラットがすぐ死んでしまったのである。詳しく調べてみると、死んだラットは骨髄抑制が起きて、造血細胞が死滅していたのだ。

ノーブルはすぐに、これがマスタードガスの作用と極めて類似しているのに気付いた。そのため彼は、かつてマスタードガスが歩んだのと同じコースを、ビンブラスチンに辿らせようとしたのである。

彼はまず、ビンブラスチンとその類似物質のビンクリスチンを、白血病の治療に用いてみた。もちろん有効性は確認されたが、マスタードガスと異なっていたのは、それが別のがんでさらに有効なことだった。なんと精巣がんでは五〇パーセント以上、成人ホジキンリンパ腫では多剤併用療法で九八パーセントの五年生存率を達成し、その後のがん治療を大きく変えるきっかけとなったのだ。

最後に、筆者が産婦人科医時代に最も多く使用した白金製剤についても、興味深いエピソードを紹介しておきたい。シスプラチンは、現在でも卵巣がんに対する代表的な抗がん剤だが、これもまた、ふとした偶然から見出されたものだった。

こちらの方は一九六〇年代半ば、ミシガン州立大学のバーネット・ローゼンバーグに、正真正銘のセレンディピティがもたらされた。彼は大腸菌の増殖に対し、電流がどう影響するかを実験していたのだが、電気を流すと予想通り、菌の成長が抑制されることを観察できた。

だがなぜか、結果がいつも一定しない。ローゼンバーグは不思議に思い、詳しく調べてみたところ、その原因が実は電流のせいではなく、電極に白金を用いたためだと判明したのである。なんと溶け出した白金イオンが、細胞分裂を抑えていただけだったのだ。

この発見をヒントに、数多くの白金化合物が作製された。そして臨床的に効果があった化合物は、プラチナイオンの周囲に他分子が「シス」の位置関係で結合していたもので、シスプラチンと命名された。まずは精巣がんに用いられ、劇的な効果を発揮したが、その後シスプラチンは、さまざまながんの第一選択薬として広く用いられるようになったのである。

こうして人類は初めて、がんとまともに闘える「魔法の弾丸」を手に入れた。そして確かに、たとえがんが全身に広がり手の施しようのなかった患者でも、一部に助かる例が現れたのだ。

がんは抗がん剤で治癒させられる――。

そんな楽観論が、医者だけでなく世界中の人々を支配しようとしていた。

しかしこれら第一世代の抗がん剤には、致命的な欠点があった。細胞増殖という、生存に必須の機能を狙い撃ちするため、死に至る副作用と隣り合わせだったのだ。

それゆえどれだけ大量に抗がん剤を投与しても、またどんな組み合わせの多剤併用療法を試したとしても、治らないがんはいつまでたっても治らなかった。

二十世紀後半、希望と失望が入り交じったまま、相変わらずがんで亡くなる患者は増え続けた。治癒した患者の数以上に、新たにがんに罹る患者の方が、はるかに多いせいだった。

しかし一方で、医学の進歩は急加速の時代を迎えつつあった。二十世紀末の生命科学革命が、一歩ずつ、着実に、がんを追い詰めていたのも事実だったのである。

第五章　二十世紀末の生命科学革命

1　造血幹細胞と組織幹細胞

†ようこそボストンへ

「最悪の季節の、ボストンへ、ようこそ！」

ハーバード大学での事務担当者の第一声は、そんな皮肉に満ちた挨拶から始まった。外は真っ昼間だというのに薄暗く、吹き抜ける風と共に小雪がぱらついていた。景色は色を失い、すべてを凍り付かせるような寒さだった。

ショウジョウバエを相手にしたスタンフォード大学での研究に一区切りがついた筆者は、次に両生類の卵を用いた発生生物学の研究にテーマを移すため、アメリカ東海岸のハーバード大学へとやってきたのだ。

ところがそれは、年中温暖な「地上の楽園」から、息すら凍りつく真冬のボストンに移住することを意味していた。積雪五十センチ超えと、氷点下十五度も珍しくない土地へ、大陸大横断を敢行してしまったわけで、それを見透かすような担当者のひとことだったのである。

だが研究の方は、身体が慣れるまで待ってくれるわけではない。ここでの目論見《もくろみ》は、脊椎動物の発生を通じて、がん遺伝子の機能の理解を深めることだった。そしてまた、かつてビショップとバーマスも学んだ大学で、筆者は思いがけず、ガードンと同じアフリカツメガエルの研究を始めることとなったのだ。

ここで蛇足かもしれないが、これまでの筆者の経歴を、もう一度簡単に振り返らせて頂きたい。本書の流れと、今後の展開を理解する一助になると考えたからである。

小さい頃から筆者は生き物好きの昆虫少年だった。それが昂じて中高生時代は生物クラブに所属し、再生実験で有名なプラナリアの研究を行っていた時期もあるほどだ。こちらは京都の理科研究会で、最優秀賞を獲るなどしたこともあり、やがて産婦人科医となったのも、それまでの興味と無縁ではなかった。

しかし生来の好奇心は、筆者を基礎医学研究者の道へと歩ませた。東大解剖学教室を皮切りに、医学研究の本場アメリカに渡り、スタンフォード大学で数多くの出会いを重ねた。そして気が付けば、全米最高峰の大学の一つ、ハーバードまで辿り着いていたのである。

本書では、第三章で「幹細胞とは何か」について、その歴史をひもといてみた。本章ではさらにその先の進歩について、より科学面を重視して述べてみたい。というのも、この頃より筆者自身の研究とも、それが深く関わってくるからだ。

だがその前に、この先に進むための基礎知識を、もう一度おさらいしておこう。

†造血幹細胞の発見

受精卵は、全身を構成する二百種類以上の細胞の唯一の始祖であり、究極の万能細胞である。またスティーブンスらの奇形腫研究からは、胚性の万能細胞の存在が示され、「幹細胞」という概念が成立し始めた。

一方、動物の再生現象の研究から、成体の組織にも限定的な多分化能を持つ、特殊な細胞が存在することが想定されていた。下等な水棲生物であるプラナリアが、まさに格好のモデル動物だった。そして哺乳類の成体における体性幹細胞は、胚性幹細胞とは別のルートから登ってきた研究者が、まったく独自の視点から明らかにしたものだった。

だが、それぞれの研究者が無関係でいられたのは、ほんのわずかな期間しかなかった。やがて両者は山の中腹辺りで出会い、共通の「幹細胞生物学」として合流する運命にあったのである。またそのきっかけとなったのが、造血幹細胞の発見だった。

生体で、膨大な血液細胞がいかにして再生産されているのかは、長年の謎だった。しかしスティーブンスがちょうど奇形腫研究に没頭していた頃、一九六一年にカナダの放射線生物学者のジェームス・ティルとアーネスト・マカロックが、ユニークな実験を行った。

彼らはマウスに致死量の放射線を照射し、骨髄細胞を死滅させた後、他のマウスから骨髄の移植を試みたのだ。十日後にこのマウスを解剖したところ、彼らは興味深い現象を目にする。脾臓にいくつもの、奇妙な結節が見られたのである。

顕微鏡で詳しく調べてみると、それらは多様な血液細胞からなるコロニーだった。細菌培養の場合、独立したコロニーは単一の菌由来であると考えて差し支えない。そのため脾臓でできた個々のコロニーは、たった一個の骨髄細胞が増殖して形成された、クローン集団であることが示唆されたのだ。

すると元の骨髄細胞は、単一で全種類の血液細胞を生み出す能力、すなわち「多分化能」を持っていることになる。しかもできたコロニー細胞を、連続的に別の放射線照射マウスに移植すれば、やはり同様なコロニーが生じたのだ。すなわちコロニー中には、「自己複製能」を持ち、「不均等分裂」で維持されている細胞が、どこかに潜んでいたのである。

いまやこれは、幹細胞の存在を直接証明する標準的な手法として確立されているが、この時初めて、骨髄中に血液の「幹細胞」が存在していることが明らかにされた。また同時に、体性幹細胞の概念が確立されたと言っても過言ではないのだ。

一九七〇年代以降には、肝臓や睾丸、肺、消化管などにも次々と、同様の幹細胞の存在が報告されるようになった。計算では、成人で一日約百億個の細胞が死滅しているのだが、それと同じ数だけ、それぞれの幹細胞が新しい成熟細胞を供給していたのである。

そしてこれを境に、体性幹細胞こそが、生体における細胞維持システムの、「影の主役」だと認められるようになったのだ。

†造血幹細胞移植

ここで再び、話は筆者のスタンフォード大学時代に戻る。それは造血幹細胞の研究史を語る上で、筆者もよく知る研究者の果たした役割が、極めて大きかったからである。

当時筆者が勤務していた場所は、大学病院エリアに隣接したベックマン・センターという巨大な建物だった。最新の設備と最高峰の頭脳が集結したセンターは、ポール・バーグが所長を務め、アーサー・コーンバーグがまだ現役として研究室を構えていた。二人とも、分子生物学の礎《いしずえ》を築いた伝説的なノーベル賞学者だった。

同じフロアーの隣のラボには、大柄で豪快な雰囲気を醸し出している研究者がいた。名前は、「賢い人」を意味するアービン・ワイズマンである。彼こそが、世界で初めて造血幹細胞を同定し、幹細胞生物学の新しい地平を切り開いた男だったのだ。

カナダのティルとマカロックによって造血幹細胞の存在が示唆された時、研究者は時間の問題で、一個一個の造血幹細胞を分離できるようになると考えた。だが実際は、それが実現されるまでなんと四半世紀の年月を要してしまった。

超高速で細胞を一個一個解析する装置、フローサイトメーターの実用化に時間がかかったせいだが、それを成し遂げたのが、常に自信に満ち溢れ、ベックマン・センターを悠然と闊歩していたワイズマンだった。

彼は、カナダ人グループによる脾臓のコロニーアッセイ法と、細胞表面に発現するマーカー蛋白質の染色法を組み合わせ、まずはマウスで造血幹細胞の正体を突き止めた。血液細胞のマーカーを調べることで細胞系譜を次々と遡り、一九八八年に、ついに造血幹細胞に行き当たったのである。

その結果、骨髄の造血細胞のうち、幹細胞は一万五千個に一個だと推計され、その存在頻度が意外に低いことが明らかとなった。またこの発見は、がん治療にもさまざまな影響を及ぼす結果となった。そしてその中でも、特記すべきは「細胞療法」という考えだった。

白血病を根絶させるためには、抗がん剤や放射線で、いったん白血病細胞もろとも造血細胞を全滅させ、骨髄を空っぽにする必要がある。細胞療法とは、そのあとで別人の正常な骨髄を移植し、中に含まれる造血幹細胞により、白血病細胞を含まない造血系を再建させることで、白血病の根治を目指したものなのだ。

がん治療の最大の問題点は、放射線や抗がん剤を全身に適用すると、むしろ造血細胞を損傷してしまい、がん細胞が死滅するより先に、個体の生命維持が危ぶまれてしまうことだった。がん細胞は確かに増殖が盛んだが、実際は造血細胞も大差なく、それゆえ従来の治療を行えば、逆に薬の副作用で命を落としかねないというジレンマに陥っていたのだ。

とはいえ、無菌室と抗生物質で感染症を防げれば、人間は白血球がほとんどなくても耐えきれる。また赤血球は、もともと寿命が長くて輸血が有効なため、対処も容易だ。さらには、骨髄中に含まれる造血幹細胞が、刺激によって末梢血中に溢れ出すことがわかり、それらを回収して移植する方法も開発されたのである。

これらの進歩により、白血病の治療成績は飛躍的に向上した。今では徹底的な抗がん剤投与と、その後の細胞療法で、白血病は必ずしも不治の病ではなくなった。

そしてそれは、今もスタンフォード大学を闊歩する賢人、ワイズマンの功績でもあったのだ。

†組織幹細胞と再生医療の幕開け

造血幹細胞を分離する技術が開発されると、研究者たちは、その他の臓器にもきっと組織幹細胞があると確信し、続々とこの分野への参入を始めた。

新陳代謝の盛んな皮膚や消化管、精巣などにはその証拠が次々と見つかり、骨髄にも造血幹細胞以外に、骨や軟骨、脂肪を作る別種の幹細胞があることが証明された。また肝臓は損傷を受ければ、成熟した肝臓実質細胞がすぐに分裂を始めて再生するのだが、それとは別に「肝臓幹細胞」の存在も示唆されるようになったのである。

こうして体性幹細胞は、その秘密のベールを次々と剝ぎ取られていったのだが、誰も手を付けようとしない領域が残っていた。その分野では、あまりにも偉大な一人の科学者が、かつてその存在を完全に否定していたからだった。

二十世紀初頭、スペインの神経科学者であるサンティアゴ・ラモン・イ・カハールが、神経システムの全体像を明らかにしたとき、哺乳類の神経細胞は、胎生期にのみ作られると断定された。技術的な困難も伴って、それはあたかもガレノス説のように、絶対的なセントラル・ドグマとなり、長らく神経生物学者の間でも疑う者はいなかったのである。

しかし生物学のセントラル・ドグマほど脆いものはない。一九七〇年代になって、パデュー大学のジョセフ・アルトマンとシャーリー・ベイヤーが、成体の哺乳類の脳でも、新しい神経細胞が生まれ続けていることを突き止めたのだ。

次いで鳥類では、大脳の側脳室壁内側がその産生場所だと判明する。やがてラットでも同じ証拠が得られると、成体の神経細胞新生は、哺乳類の共通の現象だと認識されるようになった。そして神経の幹細胞も、きっとその領域に潜んでいるはずだと予想されたのである。

もし事故などによって脊髄が損傷を受け、下半身不随になった場合、従来の常識なら患者は再び歩くのを諦めるしかなかった。神経にはそもそも幹細胞が存在せず、元から再生など不可能だと考えられていたからだった。

だが一九九二年、カルガリー大学のブレント・レイノルズとサミュエル・ウェイスが、ついに一世紀にわたるカハールのセントラル・ドグマを完全崩壊させてしまう。成体マウスの脳で、かねてから予想されていた領域から、神経幹細胞の分離に成功したのだ。

この発見により、脊髄損傷の患者たちの期待が一気に膨らんだ。神経ですら、いつか再生させられるはずだと、彼らは希望を捨てずに生きられるようになったからだ。

また、これらの一連の研究は、体性幹細胞の理論が完成するきっかけにもなった。すなわち、ヒトを含む哺乳類ではすべての臓器で幹細胞システムが機能し、通常の細胞を供給し続ける原動力となっていることが示されたのだ。

一方で、この理論をもとに「再生医療」が勃興してきた。まずは造血幹細胞の発見が、白血病で細胞療法の可能性を切り開くこととなったが、このコンセプトは、原理的に他のすべての臓器でもあてはまるはずだった。つまり組織幹細胞は、夢の「若返りの泉」になりうるかもしれないと、よりいっそう注目を浴びるようになったのである。

いつの日か、古くなったりがんに侵されたりした組織を、再生医療で修復できるかもしれない——。そう研究者たちは期待し始めた。そして再生医療は、二十世紀終盤より実用化に向けての第一歩を、まさにここから踏み出したのだった。

2　万能の幹細胞を求めて

†奇形腫とEC細胞

第三章では、初期の幹細胞研究である奇形腫の研究史について述べ、第四章は、がん研究の現代史へと進んだ。本章は、ここから再び奇形腫に戻り、がん研究から胚性幹細胞研究へ、ひいては生命工学の革命へと進展していく過程を語り尽くしてみたい。

ワイズマンによる造血幹細胞の分離を決定的な証拠として、生物には胚性の幹細胞のほかに、細胞供給の主役で限定的な多分化能を持つ、「組織幹細胞」の存在が証明された。こちらは独自の進歩を続けたが、胚性の幹細胞はその後、大きく異なる運命を辿ることとなった。

奇形腫の研究は、事実上ロイ・スティーブンス一人によって始められた。だがのちに、医学研究の方法論を根底から変えるきっかけとなった、もう一人の科学者を忘れてはならない。

スティーブンスの研究に刺激を受けた人物の中に、カナダ人医師のゴードン・バリー・ピアースがいた。一九五〇年代後半、スティーブンスの研究に興味を抱き、奇形腫の組織を供与してもらった科学者の一人だった。

一九六四年、ピアースは興味深い実験を行う。すなわち奇形腫から細胞をばらばらにして、マウスに移植実験を行ってみたのだ。すると驚くべきことに、たった一個の細胞から、もとと同じ奇形腫を発症させるのに成功したのである。この実験は、それまで仮説でしかなかった万能の「多能性幹細胞」の存在を、世界で初めて証明する結果となった。

奇形腫を発生させた細胞は、病理学の分野で「胚性がん細胞（EC細胞）」と命名された。また興味深いことに、奇形腫組織に存在する大多数の成熟細胞は、もはやがんの特性を失っていた。すなわちEC細胞は、万能性を保持したまま増え続けるが、非悪性の細胞へと変化しうることが示されたのである。

ピアースはさらに研究を続け、一九七〇年代に一つの結論に達する。EC細胞からわかるように、悪性の幹細胞とは正常の幹細胞の出来損ないであり、正しい発生過程から逸脱した時に生じるものだと考えたのだ。

さて、EC細胞由来の成熟細胞は、もはや浸潤せず、転移することもなくなっていた。がんの悪性化は、実は腫瘍のうちの未分化な細胞だけが原因だった。そしてこの発見は、がんの理論を根底から覆すこととなったのである。

それまでがんは、すべてが同質のがん細胞からなり、ひたすら分裂と増殖を繰り返すだけのものだと考えられていた。しかしがん組織は、むしろ多様な細胞からなり、その一部しか、がん細胞本来の性質を示さないことがわかったのだ。

後にこれは「がん幹細胞理論」の原型となったのだが、一方で、異なるタイプのがん治療法の基礎となった。つまり未分化な悪性細胞を強制的に分化させ、分裂能のない成熟細胞に変化させることで、がんを消滅させる、「分化誘導療法」へと発展した。こうしてがんのパラダイム・シフトが、また幹細胞の研究からもたらされたのである。

次からは、このEC細胞がいかにして発生工学を進歩させたのかを、順番に紹介していこう。

†培養万能細胞とマウス発生工学の勃興

EC細胞は、実にさまざまな可能性を秘めていた。マウスに移植すれば奇形腫を作り、そこからまたEC細胞を取り出せる。それゆえこれを繰り返せば、無限に継代可能な細胞だったのだ。ならば自然の流れで、今度はそれを体外でも培養できないものかと研究者たちは考えた。

一九七〇年頃になって、ようやくEC細胞の体外培養が成功したが、これには支持細胞と呼ぶ栄養供給細胞との共培養が必要だった。単独では維持できず、そのため実験には不便だったが、これこそ人類が初めて得た培養万能細胞だった。

ちょうどその頃、ロンドン大学のマーチン・エバンスは、ロイ・スティーブンスから129系統マウスを入手し、マウスの胚発生のモデルとして研究を始めた。彼の目的は、生体外で培養EC細胞を分化させることだった。

まずエバンスは、細胞を一個ずつ単離し、培養してEC細胞だけからなるコロニーの作製に成功する。次に彼は、そのコロニーをさまざまな物質で刺激してみたのである。

すると均一だった細胞は、しだいに異なる形態となり始めた。そして多種多様な細胞に分化していき、このとき世界で初めて、がん細胞の人工的な分化誘導が確認されたのだ。

一方、EC細胞を支持細胞から離して培養すれば、通常の胚発生とよく似た増殖を開始することが知られていた。やがてそれは、「胚様体」と呼ばれる不完全な胚らしきものへと成長するが、これはEC細胞が、正常な胚発生の過程をある程度記憶していることを意味していた。

こうしてEC細胞には、数々の新発見が相次ぎ、まもなく多くの研究者の強力なツールとなっていった。そして次の目標は、がん細胞でもあるEC細胞で、そのゲノムが不可逆的に変化しているかどうかを確かめることだった。

もし壊れた部分が多すぎれば、その細胞は正常な発生を行えないはずだ。またそれを証明するには、この時代における発生工学の急速な進歩が大いに助けとなったのである。

一九六〇年代、生物学にも技術革新の波が訪れ、マウスの胚を直接操作することが可能となっていた。それまでは、体外で受精する可視サイズのカエル卵でのみ可能だった実験が、いよいよマウスでも行われるようになったのだ。

特に有名なものが、ミンツとタルコフスキーの実験だった。白と黒の二匹のマウスの胚を合体させ、仮親の子宮に移植すると、なんとまだら模様のキメラマウスが誕生したのである。

一九七〇年代になると、今度はマウスの胚発生中に生じる内腔に、物質や細胞を注入することが可能となった。この技術で、ようやくEC細胞における先の疑問を解決する準備が整ったが、一九七五年にドイツのカール・イルメンゼーが行った実験は驚くべきものだった。

彼はまず、EC細胞を初期胚の内腔に移植してみた。するとそれらは、元からあった細胞と混じり合い、なんと正常な発生を開始したのだ。途中で腫瘍を発生したものもあったが、最終的には個体発生に完全に取り込まれ、EC細胞はキメラとなって全身に分布していたのである。

これは培養がん細胞が、胚発生の過程で正常細胞へと転換したことを意味していた。これまでがん細胞は、不可逆的に変化した異常細胞であり、正常細胞とは異なるものであるとの認識だった。だがこの実験で、パラダイム・シフトが再び起こり、がんと幹細胞がまさに表裏一体の存在であることが、改めて示唆されたのだ。

しかし当時の科学では、これ以上深く追究されることはなかった。がんはその多様性ゆえに、研究自体がまだ混迷の真っ只中だったからだ。また時代は、がんの本質に迫る武器、すなわちゲノム科学の革命に至っていなかった。そのため幹細胞の世界の大発見を、どうすることもできなかったのである。

ここで両者は再び別の道を歩み始める。確かに一瞬、双方の科学者は相手の目を見たはずだった。しかしたちまち視線をそらし、うつむきながら自分の道だけを見据えた。

そして両者が再び出会うまで、それからまだ四半世紀の年月が必要だったのである。

†受精卵の中の「賢者の石」――ES細胞

読者の中には、「賢者の石伝説」を知っている方も多いだろう。映画『ハリー・ポッター』でも登場するが、その存在が語られるようになったのは、実は中世ヨーロッパからである。

当時の世界では、錬金術こそが最先端の科学だった。鉛などの卑金属を黄金に変えるさい、賢者の石はその触媒となる想像上の「霊薬」だった。

またその霊力ゆえ、賢者の石は人間に不老不死をもたらすものと見なされた。つまり鉛を金に変える力が、人間を不死の存在に変えうるとされたのだ。

だが、同様の思想はさらに遡ることが可能である。紀元前三世紀頃、秦の始皇帝は不老不死の仙薬を求めて、東方の三神山に徐福という人物を遣わした。もちろんそれは見つからず、始皇帝はあえなく没したが、その伝説が今も日本にも残っている。有名なものでは和歌山県あたりに、始皇帝の使者が訪れたという伝承があるそうである。

興味深いことに不老不死の秘薬には、古来より主に水銀が重要視されていた。これは金鉱石から金を精製するアマルガム法に、水銀が必須だったからだ。妖しく光る液体金属に、何か不思議な力が宿っていると、当時の人々が考えたとしても不思議ではない。また後の世に開発された白金製剤は、実際に抗がん作用を示すことで、図らずも貴金属による延命効果を証明した。

ところで、水銀と硫黄の化合物は辰砂《しんしゃ》といい、鮮やかな朱色である。中世ヨーロッパではこれが賢者の石の原料で、また中国では不老不死の霊薬、「仙丹《せんたん》」になると考えられた。

だが水銀は、人体にとって猛毒だった。そのため逆に、始皇帝をはじめとして多くの命を奪う結果となった。つまり人類は、長い間実在しないものに幻想を抱き、欲望に翻弄され続けた歴史を持っていたのだ。

不老不死は確かに人間の究極の夢である。一方で、受精卵が究極の万能細胞なのはすでに説明した通りだ。それゆえ科学者は、その中に不老不死のヒントが隠されていると考えた。

卵割し始めた受精卵は、当初はそれぞれまったく等価な細胞となる。四細胞期前後では、一個の細胞を除去しても残りだけで正常な発生を続け、やがて一匹の成体となる。しかし卵割を繰り返すにつれ、個々の細胞は万能性を少しずつ失っていく。

受精卵が数回分裂を繰り返すと初期胚となり、内部に空洞ができ始めるが、この時期にはもう胚の内側と外側で、細胞の機能が異なっている。これが細胞分化の始まりである。

ＥＣ細胞は、がん細胞の一種であるため、イルメンゼーの成果にもかかわらず遺伝子異常の懸念が払拭できなかった。またキメラマウスの再現も困難で、ましてやＥＣ細胞からだけなる個体は誕生したこともなく、それゆえ研究者は、ＥＣ細胞に似た培養万能細胞を、今度は初期胚の中に求めたのだ。

すべての細胞を生み出す能力を持つ、正常な万能細胞が、初期胚のどこかにあるはずだった。もし分離培養できれば、それはまさに夢の細胞である。あらゆる臓器のタネであり、それは不老不死の手がかりとなる可能性を秘めていたからだ。

だが大きなブレイクスルーの前には、常に技術の壁が立ち塞がるものである。急速な進歩は許されず、その実現は困難を極めた。二人の科学者が、ようやくマウス初期胚の内部細胞塊から正常な胚性の幹細胞、すなわちＥＳ細胞株の樹立に成功したのは、ＥＣ細胞の発見から十七年もたってからだった。

開発者の一人は、カリフォルニア大学サンフランシスコ校のゲイル・マーチンだった。そしてもう一人は、EC細胞を樹立したマーチン・エバンス自身である。

ES細胞は、研究者たちの期待以上のものだった。EC細胞と同じくマウスに移植すれば奇形腫ができ、正真正銘の万能性が示された。また培養体細胞と違い、がん細胞株のように、培養液中で無限の増殖能を持っていた。こうして一九八一年は、幹細胞生物学が新しい時代に突入し始めた、記念すべき年となったのだ。

さらにES細胞開発の衝撃は、幹細胞研究の中だけにとどまらなかった。やがてそれは、生命科学の方法論を根底から変えてしまう技術へと発展していく。のちにノックアウトマウスとiPS細胞の開発に、必要不可欠な存在となったのである。

まさにこのとき、世界は生命科学のルネッサンスが始まろうとしていたのだ。

3 マウス発生工学のルネッサンス

†トランスジェニックマウスの誕生と発がんモデル

科学の進歩は、常に技術の進歩と歩調を揃えている。分子生物学の時と同様に、幹細胞生物学で起こった技術革新が、直ちにがんの研究に応用されるのは自然の流れだった。

一九八〇年、ES細胞株樹立の前年に、発生工学の分野で画期的な技術が開発された。「トランスジェニックマウス」、すなわち遺伝子組換えマウスを作製することに成功したのだ。

イェール大学のジョン・ゴードンは、まずマウスの受精卵に外来遺伝子を挿入する技術を完成させた。この時は、まだ遺伝子発現を調節することができず、プロウイルスのように何の変哲もないマウスが生まれただけだった。

だが一九八二年、ワシントン大学のリチャード・パルミターと、ペンシルバニア大学のラルフ・ブリンスターにより、成長ホルモンを過剰発現するよう改変されたマウスが誕生したのだ。

当時高校の生物部員だった筆者も、その新聞報道に目が釘付けとなった。「スーパーマウス」と名付けられ、明らかに巨大化したそれは、隣に並べられた普通のマウスを圧倒していた。

それは文字通り、ネズミを超えたマウスだった。ラットの成長ホルモン遺伝子をマウスに導入した、世界初のトランスジェニック動物だったのだ。

記事によると、生まれた当初は普通サイズだったが、成長すると体重が二倍になったという。また成長ホルモンは、本来の産生部位である脳下垂体からだけでなく、異所性に肝臓からも分泌されており、その分泌量を調べたところ、なんと正常の五百倍になっていた。

この技術はのちに、生物学や医学だけでなく、畜産学にまで広く応用されるようになった。そして特にユニークなものとしては、「光るマウス」が有名だ。二〇〇八年にノーベル化学賞を受賞した、下村脩《おさむ》博士の研究と言えば、記憶に残っている方も多いだろう。緑色蛍光蛋白質GFPを全身に発現している、「グリーンマウス」のことである。

ボストンから車で三時間ほど走ると、ウッズホールという小さな街に着く。筆者もボストン時代、近くまでドライブしたことがあるが、そこには地の利を生かした海洋研究所があった。下村博士の大発見は、今から半世紀も前の一九六二年、そのウッズホールで行われた研究だったが、それはまた、ガードンがクローンカエルを発表した「奇跡の年」でもあった。

不思議なことに、クラゲからとったこの遺伝子が作る蛋白質は、紫外線を当てると美しい緑色の蛍光を発する。そしてその遺伝子を、トランスジェニック技術で全身に発現するよう改変したのが、今も世界中で利用されている「グリーンマウス」なのだ。さらに、GFPを特定の細胞だけで発現するよう工夫すれば、非常に巧妙な実験を行うことも可能である。

例えば発生過程で細胞系譜を追跡するためのマーカーになるし、調べたい蛋白質とキメラにしてから顕微鏡で観察すれば、それが細胞内のどこに局在するかがわかる。こうしてGFPは、今や現代の生命科学で、不可欠のツールとなったのだ。

さて、この画期的なトランスジェニックマウスの技術を、当時のがん研究者が放っておくはずもなかった。さまざまな遺伝子を組み込んだマウスが、その後続々と誕生することとなったが、がん研究者が真っ先に試みたのが、iPS細胞では山中因子の一つとして知られる、がん遺伝子「ミック」だった。

ハーバード大学のフィリップ・レーダーは、試行錯誤の結果、乳腺組織だけにミックが過剰発現するように仕組んだマウスを作製した。これに先立ち、すべての細胞でそれを発現するようにしたマウスでは、残念ながら胎性致死で生まれてこなかったからである。

こうして、一九八八年に誕生したオンコジーン（がん遺伝子）を持つ「オンコマウス」は、生後かなりたってから、おもに妊娠後に乳がんを発症することが判明した。またラス遺伝子との二重のトランスジェニックマウスでは、さらに強力にがんを発病させ、この技術の威力をまざまざと見せつけた結果となったのだ。

「人工発がん」は、二十世紀初頭に山極勝三郎が抱いた夢だった。一方、ペイトン・ラウスは、ウイルス発がん説に固執するあまり、「細胞の遺伝子を変化させることで、成体の動物にがんを発生させたことはない」と断言していた。

もちろん山極もラウスも、この時とっくにこの世の人ではなかった。だがもし、彼らがオンコマウスの開発を知ったなら、草葉の陰でラウスは自分の誤りを反省し、山極はその感動を、また俳句にでも詠んだのかもしれない。そしてこのときこそ、がんが遺伝子の変異によって生じる病気だと、ついに完全証明されたのである。

†ノックアウトマウスの誕生

トランスジェニックマウスの開発を皮切りに、哺乳類の発生工学は飛躍的な進歩が始まった。今まで夢物語だった技術が、とうとう人類の手に入ったのだ。遺伝子を自由自在に個体に追加導入することで、細胞レベルではなく、生きた個体レベルでの研究が可能になったのである。

実際に、遺伝子を改変したマウスは、ヒトの疾患の研究をする上でとてつもない可能性を秘めていた。がん遺伝子の過剰発現は、現実にがんを発生させうることを示した。また遺伝子の機能についても、この技術でしばしば思いがけない発見がもたらされた。

とはいえこの技術は、あくまでもともとある遺伝子はそのままで、それを過剰に発現させたり、ふだん存在していない場所で発現させたりするものだった。

それゆえ、ただトランスジェニックマウスを解析するだけでは、その遺伝子の本来持っている機能の、ごく一部しか知り得なかった。がんの成因となる変異遺伝子は、発現が過剰なときに発がんを引き起こす「がん遺伝子」と、欠損したときに問題となる「がん抑制遺伝子」の両方あるため、次は特定の遺伝子を欠損させた、人為的な変異体である「ノックアウトマウス」の誕生が強く望まれたのだ。

というのも、ショウジョウバエでは長年にわたる変異体解析で、すでに数多くの遺伝子欠損個体の系統が蓄積されており、またヒトでも、劣性遺伝子による家族性の遺伝病がいくつも報告されていたからである。

ここではその作製方法を解説する前に、まずは筆者がかつて所属していたラボでの研究を、具体的な例として紹介しておこう。

ある遺伝子が、発生過程において特定の場所、特定のタイミングで発現する場合、その組織の形成に重要な役割を果たしていると推測できる。だが、発現しているだけでは不十分である。偶然の一致という可能性も否定できないからだが、そこでノックアウトの出番となる。

筆者が帰国後最初に着任した東大医科研の研究室では、それまでの探索で、腎臓の発生時に高発現するユニークな遺伝子を発見していた。当然それは、腎臓形成に必須の遺伝子と推察されたが、科学的に証明するには検証実験が必須だった。つまり仮説を立て、次にその遺伝子を破壊し、生まれてくるマウスの表現型を調べる必要があったのである。

胎児期では、循環血中の老廃物の処理のほとんどを、母体側の胎盤循環が行っている。そのおかげで、腎臓が無形成であっても胎性致死とはならず、生きたまま産まれてくるのだ。

筆者も産婦人科医時代、病態としてはそれと同じ、希有な症例を経験したことがある。総排泄腔閉鎖という先天性の奇形児だったが、肛門も尿道も完全閉塞しており、その結果腎臓はまったく機能していなかった。羊水は、実はその大半が胎児の腎臓で作られるため、尿由来といえる。そのため子宮内は重度の羊水過少を呈し、いつ胎児死亡を起こしても不思議ではなかった。その胎児はもともと絶対助からない運命だったが、奇跡的に満期まで育ち、出産の日を迎えた。だが出生直後、産声すらあげることなく、束の間の生を終えたのだ。

奇形児が生まれるのは、結局のところ何らかの遺伝子異常が原因と考えられている。ノックアウト技術は意図的に、こうした変異個体を生み出すものだが、腎臓発生の異常を予想したこの実験は、まさに期待通りの結果となった。

ノックアウトマウスは無事満期で誕生し、外見上は何の異常も見られなかった。ところがそれらは、生後すぐに死亡したのだ。解剖すると、あるべき所に腎臓が見当たらない。つまりその遺伝子は、確かに腎臓形成に必須であり、実験は大成功だったのである。こうして腎臓形成におけるその遺伝子の重要性が、ノックアウト実験によって見事に証明されたのだ。

このエピソードからもわかるように、ノックアウトマウスの技術こそ、生物学の研究手法に革命をもたらしたと言っても過言ではない。遺伝子の機能、ひいては遺伝病の原因を、直接証明できる強力な武器なのである。

またそれは、がん研究にもその威力を余すところなく発揮した。ヒトのがん抑制遺伝子として発見されたものが、モデルマウスを用いた動物実験で直接確かめられるようになったのだ。

そうして生まれたノックアウトマウスは、がん細胞が誕生する瞬間から、個体の死に至るまでをつぶさに観察することも可能である。それゆえがんの発生と進展のメカニズムにも、最短の時間と最小の労力で迫れることが期待されたのだ。

一九八〇年代前半、すでに舞台の準備は整えられていた。マウスの胚操作の技術は完成の域に達し、ES細胞もエバンスらによって使用可能となっていた。残されたのはあと一つ。染色体上の遺伝子を、生きた細胞のまま、破壊する技術だけだったのである。

†ホームレスノーベル賞学者――マリオ・カペッキ

二〇〇七年のノーベル賞に選ばれたのは、遺伝子ノックアウトマウスの開発という生命工学の革命的技術に対してだった。オリバー・スミシーズ、マリオ・カペッキ、それからもちろん、ES細胞の開発者であるマーチン・エバンスの三人がその栄誉に輝くこととなった。

スミシーズの妻は日本人で、ノースカロライナ大学の病理学教授だったため、すぐ日本でも話題になった。しかしこの偉業にまつわる本当のドラマは、なかなか日本には広まらなかった。

その物語とは、受賞者の一人であるカペッキが、実は幼少時にホームレス生活を送っていたことだった。ちょうどこの年、ある関西のお笑い芸人が、中学生時代に一時期ホームレスだったことを告白し、著書が二百万部以上の大ベストセラーとなったのを覚えている人も多いだろう。だがカペッキの場合は、それをはるかに凌駕していたのである。

第二次世界大戦前夜の一九三七年、カペッキはイタリアで生まれ、母子家庭に育った。しかし彼が三歳半の時、母親はナチスによって強制収容所に送られてしまったのだ。

彼女は連行される前に、全財産を現金に換え、息子を農家の知人に託した。だがそれがなくなると、幼いカペッキは無情にも追い出されてしまった。彼がわずか四歳半の時である。

この後、驚くべきことに、カペッキ少年は一人で二百五十キロ離れた街にいる父親に会いに行ったらしい。ちなみに筆者も毎日、まだのどかだった京都市内の住宅地で、四歳の時から五百メートルほど離れた保育園に一人で通っていたが、もちろんそれとは比較にすらならない。

彼はその途中、路上強盗の一団に加わって盗みを働いたり、あるいは施設に入れられたりしたが、なんとか旅を続けた。そして翌年、やっとのことで実父のもとに辿り着いたのである。

ところが、父親は養育能力のまったくない人物だった。命の危険すら感じたカペッキは、そこから逃げ出さざるをえなくなってしまう。結局彼は、再びホームレス生活や施設暮らしに舞い戻ってしまったのだが、終戦後、奇跡が起こった。

なんと母親は収容所生活を生き延びており、カペッキが九歳の時に再会を果たしたのである。その後カペッキは、物理学者である叔父の助けで、母親と共にアメリカに移住する。そしてこの時初めて、彼は正式な学校教育を受けることとなったのだ。こうしてほとんど読み書きのできなかった少年が、たちまち大変身を遂げ、優秀な生徒に生まれかわったのである。大学を卒業すると、カペッキは一九六一年にハーバード大学の門を叩いた。間もなく、ジェームズ・ワトソンのもとで大学院生となったのだが、同僚にはＤＮＡ配列決定法の開発で、一九八〇年にノーベル賞を獲得するウォルター・ギルバートもいた。

刺激的な環境の中、カペッキはさらに成長を続けた。ハーバードで学位を取ったのち、助教授まで昇進したが、やがてユタ大学に招かれ、ボストンを離れることとなった。

そしてそこでの研究が、ノーベル賞へと繋がっていくのである。

†相同遺伝子組換え

ＥＳ細胞を開発したマーチン・エバンスは、その後長らく、誰かが有意義な使い方をしてくれないかと待ちわびていた。一方カペッキは、ユタ大学に移ったときに最初の重要な業績を上げる。体細胞における「相同遺伝子組換え」の発見だ。

核内の染色体は、同じものがそれぞれ二本ずつあるのは説明した通りである。生殖細胞では、それらは分裂のさいにまったく同一の場所で切り出され、そのまま互いの場所と入れ替わる、相同遺伝子組換えという現象が知られていた。カペッキは、その現象が極めて低い頻度ながら、外来遺伝子を直接細胞内に導入することで、体細胞でも起こることを発見したのである。

これは、変異させた人工の遺伝子断片が細胞に入れば、稀に染色体が相同遺伝子組換えを起こし、目的の遺伝子の片方が壊された細胞となることを意味していた。しかもカペッキは、組換えを起こした細胞だけを効率的に回収する方法を考案していたため、エバンスのES細胞を利用した、画期的な技術を思いついたのである。

ショウジョウバエでは、人為的に突然変異を起こさせ、次にその遺伝子をゲノム上で探し当てることで、特定の遺伝子が変異した個体の研究ができるようになっていた。しかしそれは偶然に委ねられ、目的の遺伝子(ジーン)のみを標的(ターゲティング)にして、破壊(ノックアウト)することはできなかった。

カペッキの技術をES細胞に適用すれば、目的の遺伝子だけが破壊された万能細胞を作製できる。それを初期胚に注入すれば、EC細胞のようにキメラマウスが生まれる。そのマウスの生殖細胞がもしES細胞由来なら、計画的に交配していけば、やがて全身の細胞が変異遺伝子をもつマウスが生まれるはずだと、彼は確信したのである。

カペッキはエバンスからES細胞をもらい、まずES細胞でキメラマウスを作製することに挑戦した。一九八三年に生まれたキメラは、そのうち何匹かがES細胞由来の生殖細胞をもち、子孫に受け継がせることに成功する。

次いで一九八七年、外来遺伝子を導入したES細胞による、トランスジェニック・キメラマウスが生まれた。さらに同年、標的の遺伝子を相同遺伝子組換えでノックアウトしたES細胞の作製にも成功する。そして一九八九年、ついに世界初の「ノックアウトマウス」が、「ジーン・ターゲティング」の技術で誕生したのである。

最初のノックアウトマウスは、ヒトの遺伝性疾患であるレッシュ・ナイハン症候群の原因遺伝子を破壊したものだった。そして瞬く間にこの技術は拡散し、新しい遺伝子の機能を解明するための必要不可欠な実験となっていったのだ。

もちろんがん研究の世界でも、この技術は直ちにとり入れられた。さまざまながん抑制遺伝子の動物モデルが誕生したが、その中で最も多くの知見をがん研究にもたらしたのは、一九七九年に発見されたp53というがん抑制遺伝子だった。

p53は、ヒトの遺伝性がんから見つかったものではないが、当初からがん抑制遺伝子として予想されていた。しかもそれは、がんで最も高頻度に見出される変異だったのである。

発見当時から注目されていたこの遺伝子は、はやくも一九九二年にノックアウトマウスが作られた。そしてそのマウスは、生後しばらくは正常に発育したが、やがて全身にがんが頻発するようになったのである。まさしくヒトでの観察と同じで、がん研究にもこの技術の威力をまざまざと見せつけたのだった。

こうしてノックアウトマウスは、生命科学研究の方法論を根底から変えてしまった。これまでは逆に、遺伝子情報から機能を推定し、実験でその仮説を証明できるようになったからだ。そしてヒトとほぼ同じだけの数の遺伝子を持つマウスでは、今やすべての遺伝子のうち半数以上で、ノックアウト個体が作られているほどなのだ。

一方、この技術は生命科学だけでなく、臨床医学も根本から変えるポテンシャルを秘めていた。遺伝病などの克服には、病態を再現するモデル動物の有用性は計り知れないが、狙った遺伝子を破壊することで、人為的な遺伝病モデルマウスの作製を可能にしたからである。

まさにカペッキ、エバンス、スミシーズの三人は、研究者たちの長年の夢をついに実現した、英雄のような存在となった。そして二十世紀末における生命科学研究の、パラダイム・シフトを起こす大きな原動力にもなったのだ。

さて、後日談だがノーベル賞の受賞は、カペッキにもう一つの奇跡をもたらすことになった。実は、彼には戦時中のどさくさで生き別れた、異母妹がいたのである。

オーストリアに住んでいた妹は、ノーベル賞の受賞報道を知った時、そこに映る科学者が自分の兄ではないかと直感した。二歳年下の彼女は、生後すぐに養子に出されてしまい、カペッキは妹の存在そのものを知らなかったらしい。妹の方は、養父母から兄の存在を知らされていたが、戦争でみな死んだと思っていたのである。

授賞式の翌年の二〇〇八年、兄妹は奇跡の再会を果たすこととなる。離ればなれになってから、なんと七十年近い年月を経ていた。ノーベル賞が二人を引き合わせたのは明らかだった。ただしこの幸運は、実は同時受賞したスミシーズが、危うくぶち壊してしまいかねなかったのをおわかりだろうか。というのも、彼もまた、エバンスからES細胞をもらった一人だったからである。そしてカペッキとは完全に独立して研究を進め、ほとんど同時に、ノックアウトマウスの技術を完成させたのだ。

科学者の運命はまさに紙一重である。技術の進歩は直前までの技術の積み重ねであり、ブレイクスルーはしばしば同時多発的に起こる。もし少しでもカペッキが遅れていれば、彼のノーベル賞受賞はなく、スミシーズだけがその栄誉を受けていたはずだった。

その場合、カペッキは妹とも一生再会を果たせず、彼らの数奇な運命は、誰にも知られることなく幕を閉じていたのだろう。

4 幹細胞研究新時代

†ヒトゲノム計画

ワトソンとクリックが、DNAの二重らせん構造を解明したのは一九五三年である。そしてこの記念すべき瞬間から、次に人類は壮大な夢を見るようになる。

DNAがヒトの設計図だと知った科学者は、必然的にその中身を知りたくなった。その塩基配列は、アルファベットの無意味な羅列ではなく、そこに情報を内包しているからだ。ゲノムには、がんなどの病気の原因や、不老長寿の鍵となる魔法の言葉が書かれているに違いなかった。それだけでなく、ヒトがヒトであることの意味もまた、理解するためのヒントが隠されていると、科学者は信じていたのだ。

だがそれは、当時なら月に人類が到達する以上に困難な、まさに夢物語だった。ソ連のユーリ・ガガーリンが人類史上初めて宇宙に達したのは一九六一年。それから人類が月に降り立ったのはわずか八年後の一九六九年だった。こちらは驚異的な速さで夢が叶ってしまったが、ヒトのゲノム配列については、その文字を読み解く方法すら、まだ誰も知らなかったのである。

しかし最初のブレイクスルーが、ケンブリッジ大学のフレデリック・サンガーによってもたらされる。彼は蛋白質のアミノ酸配列を決定する方法の開発で、すでに一九五八年にノーベル賞を受賞していた生化学の大家だ。その手法を発展させ、二度目のノーベル賞受賞理由となるDNAの配列決定法を考案したのは、一九七七年のことだった。

もちろん、当時の技術で読める配列はごくわずかにしか過ぎなかった。それでも人類にとっては月面着陸に匹敵する偉大な飛躍だった。そして技術が進歩し、やがて現実課題としてヒトゲノム計画が立案されたのが、一九九〇年だったのだ。

筆者が研究生活に入ったのは、ヒトゲノム計画のうち、まず染色体地図が完成し、個別配列を読む準備が整い始めた頃である。自動解析装置が筆者の研究室でも使用されるようになり、DNAの配列解読力が急加速している最中だった。

それまでは、放射線ラベルしたDNA断片を電気泳動し、ゲルごと濾紙に転写してレントゲンフィルムを感光させ、一塩基ずつ手作業で配列を読み取っていた。そのため膨大な作業量の割に、わずかな配列しか読めず、自動解析装置の導入は画期的だったのである。

とはいえ当時最先端のマシンでも、一サンプルあたりせいぜい二百～三百塩基として、二十四個のDNA断片を一昼夜かけて解析するのが限界だった。三十億塩基と予想されていたヒト全ゲノムを読み終えるのに、一体どれだけの年月と費用がかかるのか、まさに気の遠くなるような事業と考えられたのだ。

一方で、ヒトのゲノムを完全解読することのメリットは計り知れなかった。これまでの生命科学研究は、言うなれば宝探しをするのに、地図を持たないまま行き当たりばったりで世界中をさまようようなものだったからだ。

それゆえ科学者たちは、すべての配列情報が明らかとなれば、人体の謎がことごとく解き明かされるはずだと期待を抱いていた。なぜなら感染症以外のほとんどの病気は、自らの遺伝子の支配下に置かれていると確信していたからだった。

がんの発生と進行のメカニズムも、やがて完全に解き明かされるだろう。いずれがんは根治可能な病気となり、それどころか若返りや、不老不死も夢ではない——。

そんな時代がもう間もなくやってくると、人々は信じ始めていたのだ。

†イルメンゼー事件

ヒトゲノム計画は、一九九〇年代のあいだ地道な努力が続けられた。いつ終わるとも知れないあまりにも遠いゴールだったが、科学者たちは一歩一歩踏みしめて前に進んでいたのだ。

当初の計画では、完全解読まで十五年の歳月が必要だった。そしてそれはアポロ計画を上回る、人類史上最大の科学的偉業となるのは間違いなかったのである。

さてここで、再びクローンカエルを誕生させたガードンの物語に戻ろう。実はクローン研究は、その直後から長い暗黒時代を迎えることとなった。ガードン以外にカエルのクローンの作製に成功した者がおらず、他の脊椎動物でも挑戦はことごとく失敗していたからだった。

時は流れ、時代は二十世紀の終わりに近付いていた。筆者もそろそろ留学について真剣に考え始めていた頃だったが、クローンカエルの成功から、もう三十五年の月日が経過していた。

その頃ガードンは、もはやクローン研究の世界でもほとんど忘れられた存在となっていた。

カエルのクローンを作ろうとする者も絶え、ヒトなどの哺乳類のクローンは技術的な困難さから、「不可能」とのレッテルが貼られたままとなっていた。そしてそれを決定付ける事件が、実はガードンの成功から十九年後の一九八一年に、イルメンゼーによって起こされていたのだ。

その頃筆者は高校生だったため、まったく知らないまま過ぎてしまったのだが、ドイツのカール・イルメンゼーを思い出して欲しい。奇形腫由来のEC細胞をマウス初期胚に移植することで、世界で初めてキメラ胚を作った科学者だ。

当時イルメンゼーは、マウスのES細胞を樹立する実験を行っていた。その際、同じ胚細胞の核を取り出して、除核済みの受精卵に移植し、クローンマウスの作製に挑戦したのである。三匹のクローンマウスの誕生は、突如として、しかも華々しく報じられた。世界中が騒然となり、イルメンゼーは時の人ともなった。またこの成功は、きたるべき人類の明るい未来を予感させるきっかけとなった。

ところがその論文には、同時にどこか不自然さが漂っていたのである。

そしてその不安が的中するかのように、次第にイルメンゼーには疑惑の目が向けられるようになる。というのも、世界中の誰もが、いつまでたってもそれを再現できなかったからだ。

やがて同じ研究室のメンバーからも、クローンマウスの捏造疑惑を糾弾され、イルメンゼーはますます灰色が濃くなっていった。

こうした場合、第三者の研究者が論文通りに実験して成功すれば、科学的真実として決着し、それで終わりである。だがウィスター研究所のデイバー・ソルターが、追試に三年もの歳月を費やしたにもかかわらず、ついにそれは再現できなかったのだ。

しかも疑われたイルメンゼー本人ですら、二度とクローンマウスを作製できず、結局これが決定打となった。ただ、彼自身が捏造を働いたという明確な証拠もなかったため、衝撃のクローンマウスは、灰色のまま葬り去られてしまったのである。

のちにソルターは、「哺乳類のクローニングは単なる核移植だけでは不可能」と断言してしまう。そしてこれら一連の否定的な状況により、クローン研究は再び暗黒時代へと追いやられてしまったのだ。

こうして人々は、アドルフ・ヒトラーの再来の悪夢を心配する必要もなくなった代わりに、秦の始皇帝が求めた不老不死の夢もまた、科学が否定する結果となった。

人類が再びクローン技術を現実のものとし、今度こそ科学の力で不老不死の夢を見るのには、実はまだいくつものブレイクスルーを必要としていたのである。

†クローンヒツジ・ドリーの誕生

一九九七年二月末、学位審査が終わったばかりで一息ついていた筆者は、何気なく科学雑誌

「ネイチャー」の最新号を手に取った。そしてたちまち、その表紙に目が釘付けとなった。かわいらしい仔ヒツジが小首を傾げ、卵子が後光のように配置されている写真が表紙を飾っていた。すぐに「クローンの群れ」とのタイトルが目に飛び込み、次の瞬間、それがまさに、世界初のクローン哺乳動物誕生の一報だと気付いたのである。

下等動物と違って哺乳類は、そもそもクローンになれる能力を放棄するよう進化したと、その頃多くの発生生物学者は信じるようになっていた。というのも、終末分化した哺乳類の体細胞では、必要な遺伝子が固定化されることで、万能性を永遠に失わせてしまったと考えられていたからだ。

また日本人初のノーベル医学・生理学賞を受賞した利根川進博士の業績でも、リンパ球細胞ではゲノムの切り貼りが行われ、一部が改変されていることが証明されていた。つまり体細胞は、等しく遺伝情報を保持しているわけではなかったのである。

不可能を可能にしたのは、イギリス・ロスリン研究所のイアン・ウィルムット博士だった。前述した、山中博士とガードンとの三者で写真に収まっていた人物だ。彼はヒツジの乳腺細胞を、脱核した未受精卵と細胞融合させることで、クローンヒツジ・ドリーを誕生させたのだ。

この成功は、科学者だけでなく社会全体にも計り知れないインパクトを与えた。再びクローン人間の誕生が現実味を帯びてきたからだ。そして誰かが成功すれば、急激に進歩するのが技術というものだった。

不可能と思われていた時代なら、徒労に終わるリスクを誰もが恐れるだろう。だが黄金は確実にそこに埋まっており、人々が群がり、掘り尽くすのは時間の問題だった。

ドリーの翌年にはハワイ大学の若山照彦氏が、はやくもマウスで成功させる。これはドリーを疑った人々をも完全に黙らせる結果となった。そして数年のうちに主要な哺乳動物はほとんどがクローン化されてしまい、あらゆるクローンは原理的に可能であることが判明したのだ。

もはやヒトのクローンを不可能だと考える科学者は一人もいなくなった。新しい時代が到来したのは間違いなかった。不老不死さえ、必ずしも夢ではなくなったのである。

一方、ドリーは六年間生き、二〇〇三年に死んだ。自らが、科学の驚異的な進歩の最初の申し子だったにもかかわらず、自分に続くクローン哺乳類の誕生を、最後まで見届ける結果となったのだ。

しかもドリーは我々に、ある種の恐怖を植え付ける結果ともなった。もしその技術が暴走した場合、どんな世界が訪れるのだろうか。そしてクローン人間が誕生してしまえば、我々は彼らにどう接すればよいのだろうかと——。そんな漠然とした不安が、いつまでも人々の心の片隅に残ることとなってしまったのだ。

ドリーは死後剝製にされ、今もイギリスのスコットランド博物館に展示されている。知らずに見れば、何の変哲もないただのヒツジだろうが、実は生命科学の進歩において偉大な貢献を果たした、人類の科学遺産と呼べる存在なのである。

†ダグラス・メルトン

筆者はたまに自問自答するのだが、科学者が研究をする動機とは、いったい何だろうか。

二十世紀初頭のイギリスの登山家、ジョージ・マロリーは、なぜエベレストに登るのかと問われ、「そこにそれがあるからだ（Because it's there）」と答えた。ゆえに科学者も、そこに自然の謎があるからだと答えるのが正しい気がする。

それは人間が生まれながらにして、「知ることを欲する」存在だからだが、誰かの役に立つとか、ましてや金銭のためなどという理由は、科学者としては違和感を覚えずにはおられない。

昨今、再生医学は再生医療と直結し始めたため、純粋な基礎医学ではなくなってしまった感がある。科学者は研究費獲得のために、いつも汲々としているのが現状で、研究遂行のために「お金」が必要なのか、「お金」を得るために研究成果が必要なのか、わからないような風潮が蔓延しており、本当に憂慮すべき事態であろう。

ただただ好奇心だけで研究に没頭し、目先の利益や実用などは眼中にないのが理想である。叶わぬ夢だろうが、無私無欲で、誰のためでもなく、自分自身の好奇心の赴くまま、純粋に

「未知」を追い求めたいものだ。

おそらくダグラス・メルトンも、かつてはそんな科学者の一人だったに違いない。だが彼は、あえて理想の科学者であるのを捨てた人間だった。途中で研究テーマを大きく変えたことが、すべてを物語っていた。そしてそれは、最愛のわが子たちのためだった。

エドワード・ジェンナーは研究途中の種痘を、危険を覚悟で我が子に試したという。メルトンは、自分の二人の子供たちを糖尿病の苦しみから解放するため、あえて研究の鬼となった。ただしジェンナーの場合は、日本で戦前に修身の教科書に載せる際、誤って美談にされてしまったようだが、メルトンの場合は完全な実話である。

メルトンは、DNA二重らせんの発表の一九五三年生まれで、二十九歳の時にハーバード大学の教授になった天才だ。師匠はクローンカエルの生みの親、あのジョン・ガードンだった。当初メルトンは、ガードンから受け継いだカエルの初期発生の研究を行っており、筆者のハーバード時代のボスはその直弟子だった。筆者がビショップとバーマスの孫弟子だったことは述べた通りだが、同様にメルトンの孫弟子でもあったのだ。

家系や先祖をつい気にしてしまうのが京都人の悪い癖だが、実は筆者が三人ものノーベル賞学者の系譜を受け継いでいるのは確かで、言わずにおれないささやかな自慢なのである。

ところでメルトンは、一九九〇年代に入り突如として、哺乳類の膵臓の発生にテーマを移した。研究テーマを変える科学者は珍しくないが、ここまで大きな転換を図る者は少ない。すでに科学者としての地位と名声を確立し、研究も順風満帆だっただけに、周囲はそれに驚いた。だがそれには、深い理由があった。彼の長男が、生まれてすぐに若年性のI型糖尿病になってしまったのである。

I型糖尿病は、膵臓にあるインシュリン産生細胞が失われることによって起こる、原因不明の難病だ。日本で多い生活習慣病のII型糖尿病とは根本的に異なり、そもそも体内にインシュリンができないため、生涯にわたってインシュリン注射を続けなければならない。

しかも不幸はそれだけにとどまらなかった。なんと二人目の子供まで、同じ病気を発症してしまったのである。父として、メルトンの衝撃と悲嘆はいかばかりかと想像に難くないが、今の医学では、この病気は生涯治癒させることができないのだ。

ちなみに筆者の留学時代、アメリカ人の同僚が、やはり同じ病気を抱えていた。一緒に食事会に行ったさい、彼は筆者が医師であることを知ってか、別に隠そうともせずにインシュリンの自己注射をおこなっているのを目撃したことがある。

彼は自分の運命を受け入れ、淡々と日常の一コマのように針を刺していたのだが、死ぬまで病気を抱えて生きねばならぬ運命に、友人として本当に同情したものだった。

メルトンは、親として子供たちの不幸に強い責任を感じたのかも知れない。これを契機に、彼はインシュリン産生細胞が存在する膵臓の発生研究に舵を切ったのだ。それは間違いなく、愛する者たちのためだった。

執念は、実は好奇心よりも強い力を生み出すものかもしれない。メルトンは次々と、膵臓の発生に関わる重要な遺伝子を発見していく。目的はもちろん、いつの日か子供たち自身の膵臓で、インシュリン産生細胞を再生させることだった。

そしてそのためには、まず膵臓の発生過程における遺伝子発現の系譜を、ヒトゲノム計画と並行しながら完成させる必要があったのである。

こうしてメルトンの研究は、驚くべき勢いで、しかも着実に進み始めたのだ。

†ヒトES細胞の開発

メルトンが最終的に目指していたのは、自分自身の細胞から、人工的に膵臓のインシュリン産生細胞を再生させることだった。その前段階として、当初彼はES細胞を用いた分化誘導実験を計画したのだが、もちろん基礎研究はマウスで行うしかない。だが将来的にヒトでの臨床応用を考えた場合、最後にどうしても必要になるのが、ヒト由来のES細胞だったのである。

マウスはヒトと異種のため、そのES細胞はヒトの代用にはならない。それゆえ次の段階では、ヒトの万能細胞にその技術を応用し、インシュリン産生細胞へと分化させなければならない。もしそれが成功すれば、技術が進歩した暁には、糖尿病の根治も夢でなくなるはずだ。

一方、幹細胞の研究では、この頃ようやく大きな進歩が得られた。それまでどうしても作製できなかったヒトES細胞が、一九九八年にウイスコンシン大学のジェームス・トムソンによって、ついに開発されたのである。気が付けば、マウスから実に十七年もの年月が経っていた。

成功までにこれだけの時間を要したのは、一つにヒトES細胞はマウスと少し性質が異なり、従来の培養方法では作製できないことだった。そしてもう一つの最大の理由は、ヒトES細胞を樹立するのに、受精卵を破壊せざるをえないという宿命があったからである。

ヒトの受精卵を自由に扱えるようになったのは、イギリスのロバート・エドワーズによる体外受精法の開発からだ。一九七八年、世界で初めての「試験管ベビー」、ルイーズ・ブラウンの誕生以降だが、当時からヒトの受精卵は極めて貴重だった。

そのためES細胞の作製に必要な数を得るには、一九九〇年代以降に体外受精が一般的となり、凍結保存された余剰受精卵が大量に生じるようになるまで、ほぼ不可能だったのだ。

また人間の一生の始まりである受精卵は、それを破壊する行為そのものが倫理的な問題をはらんでいた。宗教家からは殺人と同義とされ、激しい攻撃に曝される者もいたほどである。

批判を恐れた研究者は、必要性を感じながらも二の足を踏むようになった。英雄的な行為は常に反逆者のレッテルと裏返しだった。それゆえヒトES細胞が完成するまで、これほどの年月がかかってしまったのは、やむを得ないことだったのだ。

†生物学者と大統領との闘い

誰かが突破口を開くと、批判は先頭にのみ集中し、後に続く者は免れるのが普通である。ヒトES細胞はその後、いくつものアメリカの研究室で、相次いで作製された。だがメルトンは、ここで大きな問題に気付く。それらはもともと数が少なく、しかもそのうち使い物になる株は、さらに希少だったのだ。

ヒトへの同種移植には、移植免疫を考慮して、組織適合性の型をなるべく近いものにしなければならない。その多様性は膨大なため、レパートリーは多いほど望ましい。既存の細胞株は、たとえ基礎研究目的であっても少な過ぎ、さらなる新株の作製が必要不可欠だったのである。

その上、メルトンには予想外の困難が立ち塞がった。二〇〇一年八月、アメリカのブッシュ大統領は保守的一派からの圧力で、ヒトES細胞の研究に政府予算の支出をしないという決定を下したのだ。科学の合理的な判断ではなく、一部の人々が主張する宗教的かつ感情の問題によって、大統領が動かされてしまったのである。そのためこれ以降、アメリカ国内ではヒトES細胞の研究が絶望的になってしまったのだ。

我が子を生涯苦しめる病気を克服するために、メルトンは細胞療法しかないと考えていた。

それにはヒトES細胞の基礎研究が必須である。そしてもし、こんな状況が続けば、それだけ子供たちの希望も遠のいてしまうのは確実だった。

科学の世界では、予算が下りなければ、それはすなわち研究を禁じられたのとほぼ同義である。世界最大の資金源であるアメリカ政府予算が絶たれた状況で、ヒトES細胞の研究は、事実上打ち切られそうになったのだ。

だが、メルトンは諦めなかった。誰もやらなければ自分がやればいい——。そう奮い立ち、彼はたった一人で政府に立ち向かったのである。彼には、それをやらなければならない明確な理由があったからだ。

メルトンは猛烈な勢いで独自に行動を始めた。まずはハワード・ヒューズ医学研究所と若年性糖尿病基金から、民間資金を受けることに成功した。次に不妊治療の余剰胚を個人的に提供してもらう同意を得た。

その結果、なんとメルトンは新たに、十七種類ものヒトES細胞株を樹立したのである。

こうなれば、政府であれ誰も研究の進歩を止めることはできない。二〇〇三年になると、彼はそれらを世界中の研究者に無償で配布し始めた。すると、待ちかねていたかのように希望者は殺到し、メルトン株はたちまち「標準株」となったのだ。

自分一人の力では無理かも知れないが、多くの研究者がいつの日か、素晴らしい成果を上げてくれるはずだとメルトンは期待した。また、子を思う親の一途な思いは、しょせん他人事《ひとごと》の宗教家や、圧力団体の顔色ばかりをうかがう政府の妨害などには、決して敗れることはなかった。彼の情熱は、こうしてヒトES細胞に乗り、世界中に浸透していったのである。

病気の我が子への、医学研究者の最大の贈り物は、その病気を治す手がかりを、自らの手で発見することだ。それ以上のものなど決してありえず、それゆえメルトンは、この業績で二〇〇七年と二〇〇九年に、「タイム」誌の「世界で最も影響力のある一〇〇人」に選ばれた。

彼は科学者である前に、まず我が子を愛する父だった。科学者として生き続け、しかしあえて科学者であることを捨てた彼こそが、真の科学者であったのかもしれない。

こうして幹細胞研究は、ついにヒトへの応用に向けて、新たな一歩を踏み出したのである。

第六章　がん幹細胞とiPS細胞

1　がん研究と幹細胞研究の合流

†東京大学医科学研究所

東大医科研の重厚な正門をくぐると、その脇には何本ものヒマラヤ杉の大木がそびえていた。右手奥には葉をすっかり落とした桜の木々が立ち並ぶ広場が見通せ、左手には煉瓦造りの近代医学記念館が寒そうに筆者を出迎えてくれた。

医科研は、北里柴三郎が一八九二年に創始した伝染病研究所を起源とし、後に東大に合併されて現在に至るが、かつて野口英世が細菌学者としてのキャリアを開始した場所でもあった。

スタンフォード、ハーバードと、五年半にわたる留学生活を終え、筆者が着任したのはヒトゲノム計画が完了し、年が明けたばかりの東大医科研だった。ふらりと立ち寄った近代医学記念館には、野口英世の履歴書や北里柴三郎との交流を物語る葉書なども展示されており、筆者の興味は尽きることがなかった。

ここでの筆者の研究は、これまでと大きく異なり、マウスES細胞を用いた細胞分化に関したものとなる。ショウジョウバエやカエルでの発生生物学の先端研究から、ついに哺乳類の幹細胞研究へとフィールドを移したのだ。

その研究は、やがてがん幹細胞へと発展していくことになるのだが、当時の医科研は、APC遺伝子を突き止めた中村祐輔博士が世界をリードしており、日本のゲノム研究の中心地でもあったのである。

ワトソンとクリックによる奇跡の年から五十年後、二〇〇三年にヒトゲノム計画は完了した。この偉業をもう一度振り返ってみれば、基本計画が一九九〇年に発案されたのち、三十億ドルの費用と、十五年の歳月をかけて、二〇〇五年に終える予定だった。

科学の世界では、計画は予測より大幅に遅れるのが普通だが、なんと予定より二年も早く終了してしまったのである。ちなみにその成果を、世界地図にたとえるなら、まだ地名はまばらだが、道路と番地だけはすべて網羅されたものになっていたのだ。

こうして二十一世紀に入り、人類は初めて自分自身の完全な設計図を手に入れ、ついにがんとまともに闘う態勢が整ったのである。

†ヒトゲノム計画の完了

ヒトゲノム計画が、予想以上に進捗したのは二つの大きな理由があった。

その一つは、超高速DNA配列自動解析装置の開発などの技術革新だった。そしてもう一つは、意外なことにたった一人の人物が、解析レースの加速に火をつけたからである。

計画は当初、ジェームズ・ワトソンを旗頭にした国際共同チームの独壇場だった。遅々として進まなかったが、着実な歩みであるのも確かだった。そこに突然、クレイグ・ベンダーなる人物が率いる、セレラ・ジェノミックス社という民間企業が割って入ったのだ。

ベンダーは、もともとはアメリカ国立衛生研究所（NIH）出身の分子生物学者だった。その後ゲノム科学研究所を設立し、世界で初めてインフルエンザ菌の全ゲノム配列を決定するなど、目覚ましい業績を上げた人物である。

彼のやり方は、従来の方法論からかけ離れたものだった。国際チームは染色体上に一定の間隔で道標を置いていき、あとはその間にある一本一本の道を、人海戦術で調べ上げるという極めて地道な方法をとっていた。しかしベンダーは、最先端の自動解析装置と高性能コンピュータの「数」で対抗しようとしたのだ。

具体的にそれをたとえると、次のようになる。まず彼らは飛行機で、上空から驚異的な数の航空写真を無差別に撮りまくる。次にそれらの画像を、コンピュータが全自動でつなぎ合わせる。そうすることで全ての道を網羅した、一枚の世界地図を、一気に完成させようとしたのだ。

また彼らの目的は、配列そのものを知ることだけではなかった。セレラ社が民間企業である以上、純粋な好奇心だけで動いているわけではない。得られた配列情報で特許を取り、人類究極の知的財産であるヒトゲノム情報を、独占しようと目論んだのである。

彼らの野望に気付き、危機感を抱いた国際チームはとうとう尻に火がついた。プライドを賭けて解読を加速させると、両者は一進一退の攻防を繰り広げた。

だがそれは、互いのデータが相乗効果を生み、さらに解析が早まるという好循環をもたらした。結局レースは国際チームの事実上の勝利に終わったが、人類にとっては最も望ましい結果となったのだ。

二〇〇〇年に発表された概要版では、遺伝子の総数はそれまで推定されていた十万個よりはるかに少ない、三万〜四万個程度と見積もられた。しかし解読宣言の発表から一年半後の二〇〇四年十月、詳細な検討が終わって最終報告が提出された時、ヒトの遺伝子はたったの二万二千個ほどだと決定されたのである。

この数は、最も下等な多細胞生物の一つである線虫の二万個、ショウジョウバエの一万三千八百個と比較しても大差ないことがわかる。つまり、進化の頂点まで上り詰めた人類も、遺伝子レベルで見れば差が小さいことを意味していたのだ。

しかもこの事実は、がんに対する考えを根本的に変えるきっかけとなった。遺伝子の数が二万個余りなら、ガソリン自動車の部品総数とさほど変わらない。一方自動車の動く仕組みなら、人類はネジ一本まで知り尽くしている。ならばヒトのがんも、すべてのメカニズムが解き明かされるのは時間の問題だと、科学者たちは確信を持ち始めたのである。

実際、イリノイ大学のグループが、ヒトゲノム計画のデータを手がかりに、がん関連の遺伝子を五十七個発見した。またイギリスのサンガー研究所のチームは、同様の手法を用いてヒトのさまざまながん細胞から、がん化やがんの進展に関わる百二十個の遺伝子を突き止めた。

がんが発生するプロセスはすでに説明した通りだが、一つ目のがん遺伝子が変異し、時間の経過とともに変異の数が増えていく。そしてある一線を越えてしまった時、増殖のコントロールが完全に失われ、細胞はがん化する。

だがそれも、遺伝子が有限である以上、結局は有限個の変異の組み合わせでしかない。それゆえ我々は、がんが永遠に解けぬ数式の支配している世界だと、悲観する必要はなかったのだ。

こうして人類は、ゲノムという自分自身の設計図を手に入れることで、着実にがんの包囲網を狭めていたのである。

†白血病の起源

筆者の東大医科研でのES細胞研究は、当時助教授だったボスの急な栄転により、道半ばでいったん終了してしまう。その影響で、筆者も研究室の移籍を迫られたのだが、幸いにも医科研内の別のラボに異動することで、引き続き幹細胞研究に従事することを許された。

新しいボスはかつてハーバード大学でラボを持ち、リンパ球免疫の第一人者だった。異動に伴い筆者は、新しいテーマの模索を余儀なくされたが、新研究室は白血病細胞株を豊富にストックしていた。リンパ球性の急性白血病も、ラボの主要な研究テーマだったからだ。

白血病は「血液細胞のがん」である。しかし白血病と一括りにしても、実は単一の病気ではない。造血幹細胞の項目で触れたが、単に白血球と言っても、実は極めて多種多様なタイプの細胞に区別されるのだ。

末梢血中では、好中球などの骨髄球系血球が多数を占めるが、それ以外はリンパ球と呼ばれ、主にT細胞とB細胞に分けられる。がん化すると、白血病細胞が骨髄球の特徴を示していれば骨髄性白血病となり、リンパ球ならリンパ性白血病かリンパ腫とされる。そしてこれらは、細胞表面に発現するマーカー蛋白質で、詳細に分類可能である。

リンパ球が、多様な病原体と闘うために産生する血中蛋白質が「抗体」だ。利根川進博士は、抗体の多様性を生むメカニズムが、ゲノムの改変に起因することを突き止め、日本人初のノーベル医学・生理学賞を受賞した。またこの研究は、ガードンがクローンカエルで証明した「ゲノム不変の原則」というセントラル・ドグマを打破したことでも重要だった。

一方、造血幹細胞の存在は、一九六〇年にマカロックによって初めて手がかりが得られた。その四半世紀後の一九八〇年代、スタンフォード大学のワイズマンが、それを高濃度に濃縮することに成功する。細胞療法の幕開けとなったこれらの一連の研究で、造血系のヒエラルキーの頂点に立つ、造血幹細胞からの細胞系譜が非常に詳細に解明されたのである。

その結果、白血病においても病態の理解が急速に深まる結果をもたらした。また膨大な細胞表面マーカーのリストは、白血病細胞の起源を突き止める強力なツールとなった。

筆者が白血病研究に参入したのはまさにその発展期であり、白血病の真の「黒幕」をあぶり出す道具が揃いつつあった頃だった。そしてその日は、刻一刻と近付きつつあったのである。

†白血病幹細胞の発見

ここで現代医学における、がんと白血病研究の流れを、おおまかに振り返ろう。

一九六〇年代、奇形腫では一部の未分化様細胞だけが万能性を維持しており、それが腫瘍内の成熟細胞の起源であることがまず解明された。その少し前には、慢性骨髄性白血病でフィラデルフィア染色体が発見され、やがて一九七〇年代になると、すべての異常血球にその転座染色体が見つかった。そしてさまざまな分化段階を示すそれらは、単一の変異細胞に由来することが示唆され、ある重要な事実が浮かび上がってきたのである。

長い間、がんは異常細胞のすべてが、無制限・無秩序に増殖しているものと考えられてきた。しかし一九六三年、マウスのリンパ腫におけるブルースらの実験で、腫瘍内にある限られた細胞のみしか、脾臓でのコロニー形成能を持たないことが示された。つまり奇形腫のように、腫瘍形成能を持つのは一部の細胞だけだったのだ。

同様の発見は、一九七〇年代以降も続いた。ヒトのがんを、自分自身の別の部位に移植する「自家移植」の実験では、最低一万から一〇万個の細胞を必要とし、腫瘍形成能を持つ細胞は、全体の〇・〇一パーセントに満たないことが証明された。そのためがんは、実は不均一な細胞集団からなっていることが判明したのである。

一方、メスのX染色体では、二分の一の確率でランダムに起こるゲノム不活化現象が知られていた。ところが腫瘍細胞では、常に決まった一方だけしかその現象が見られなかった。これはがんが、単一の細胞起源であることの、もう一つの証拠だった。

それゆえこれらの事実から、がんの細胞系譜に新たな視点が持ち込まれるようになった。つまりがん組織中にも、正常細胞と同様な幹細胞システムが成立しており、それががん組織の形成を支配していると予想されたのだ。

造血系では、造血幹細胞がピラミッドの頂点に君臨し、階層ごとにさまざまな分化段階の細胞が存在する。そして最も底辺には、終末分化した赤血球や白血球、血小板が位置している。

そのためもし、慢性骨髄性白血病が造血幹細胞のがんなら、奇形腫と同様にさまざまな血球を生み出しても不思議ではない。骨髄中で、異常な造血幹細胞が勝手な分化を遂げ、制御不能な増殖を行っていると説明できるからだ。

これを一般化すれば、がんの発生とは、その異常幹細胞をヒエラルキーの頂点とし、正常の細胞系譜を辿りつつも、分化と増殖が暴走している状態だと考えられる。こうしていわゆる「がん幹細胞理論」が、概念としておぼろげに誕生したのである。

その後も技術革新は続き、ワイズマンによって明らかにされた血液系の細胞系譜は、表面抗原マーカーのパターンがさらに詳しく調べられた。そんな状況で、急性白血病細胞ではそのマーカーが、必ずしも均一ではないことがわかってきた。

一九九〇年代になると、トロント大学のジョン・ディックが、ヒトの急性骨髄性白血病において重要な発見をする。すなわち異常増殖した白血病細胞中に、ごく少数だが造血幹細胞に似たマーカーパターンを示す、より未分化な細胞が混在していたのである。

当時、ようやく重度の免疫不全マウスが開発され、ヒトのがん細胞の移植モデルとして活用され始めていた。ディックは、ヒトの白血病細胞を免疫不全マウスに移植する実験を試みていたのだが、マーカー発現を指標に細胞分離を行い、それぞれをマウスに移植すると、意外な結果を得たのだ。

白血病細胞は、大半が前駆細胞より分化した細胞のマーカーを発現していた。だがそれだけを選別し、どれだけ大量に移植しても、マウスに白血病を引き起こすことができなかった。

一方、同じサンプル内には、造血幹細胞とよく似たマーカーパターンの細胞がごくわずかに存在していた。そして全体の一パーセントにも満たないそれらを、免疫不全マウスに移植したところ、極めてわずかな細胞数だけでも、マウスは白血病を発症して死亡したのである。

死んだマウスの血液や骨髄には、造血幹細胞に似た細胞だけでなく、それより分化した細胞が大量に出現し、元のマーカーパターンがそっくりマウスの体内で再現されていた。この結果は、白血病細胞のうち、造血幹細胞マーカーを発現する細胞だけが、白血病を引き起こす能力を持つことを意味していた。

そして次にディックが行ったのは、そのマイナーな細胞集団が、本当に造血幹細胞の性質を有しているかどうかを確かめることだった。それにはまず、細胞に「自己複製能」があるかを示す必要があった。

一九六一年に、ティルとマカロックらが行った、造血幹細胞の存在を証明する実験を思い出して欲しい。ディックはその手法をまね、白血病を起こしたマウスから、再び別のマウスに、造血幹細胞マーカーを発現する細胞の移植を試みたのである。すると移植はまたもや成功し、体内で同じマーカーパターンを示す、不均一な白血病細胞が現れたのだ。

その先は何度繰り返しても同じだった。白血病細胞の一部に、自己複製能と限定的な分化能を持つ細胞が紛れ込んでいたのである。そしてそれこそが、「白血病幹細胞」だったのだ。

こうしてディックの実験は、成人の一般的ながんにおける、「がん幹細胞理論」の最初の直接的な証拠となった。がんと幹細胞の研究が、ここで三たび合流し始めたのである。

これまでがんと幹細胞は、出会ってはすぐ別れるような研究の歴史を繰り返してきた。しかし今回こそは、もう両者は決して別々の道を歩むことはなくなっていた。

一方、ヒトゲノムの解読は、がんと幹細胞が重要な遺伝子を共用している事実を、次々と明らかにしていった。その結果がん細胞は、もともとあった正常な細胞機能を悪用しているだけだとも暴かれてしまった。つまり新しい時代の医学は、正常と異常とを区別することなく、一体として生命現象を捉えつつあったのだ。

もはや両者は、お互いの不可分性に気付いていた。そして常に相手を意識しながら、同じ山道を並んで登っていたのである。

2 がん幹細胞理論とは何か

†がん幹細胞理論の誕生

近年、「トランスレーショナル・リサーチ」という言葉が医学の世界でよく用いられている。日本語に訳せば「橋渡し研究」となり、基礎研究を臨床の現場につなげる研究の意味だ。

紆余曲折ののち、筆者は新しい研究室で、白血病のがん幹細胞についての研究を開始した。臨床医としてスタートした経歴だったが、その後は基礎医学者として生き、最後にトランスレーショナル・リサーチの世界へと足を踏み入れたのである。そしてそれまでのES細胞の研究経験を生かし、がんと幹細胞との共通点について、新たにテーマを定めることとなったのだ。

次からは、いよいよ筆者自身の研究分野の詳細について触れたいと思う。だがその前に、ここで正常な体性幹細胞の特性をもう一度おさらいし、そのあとでがん幹細胞理論の本質について説明したい。

活発に細胞が増殖している組織でも、幹細胞は組織の奥深くに潜み、滅多に分裂せず、休眠状態にあることが知られている。そのかわり、幹細胞より少し分化した前駆細胞が分裂の主体となって、成熟細胞を供給している。

通常の抗がん剤や放射線は、ＤＮＡの複製や細胞分裂のタイミングで作用するため、増殖中の細胞しか影響を受けない。従ってがん患者でも、幹細胞はこれらによる傷害から逃れ、生き残ることができる。

また幹細胞は、特殊な代謝活性を持っている。すなわち薬剤耐性遺伝子を発現しており、細胞に取り込まれた多様な化学物質を、積極的に体外に排出するシステムを備えているのだ。これがあれば抗がん剤も効果がなくなり、幹細胞は無傷なままである。

このように、幹細胞は生命維持の最後の砦であるため、さまざまな防御機構を備えているのだ。だがそれでも、長く生きれば何が起こるかわからないのが、「生き物」というものだ。

大人のがんは加齢に比例して、その頻度が上昇することが知られている。これは遺伝子への傷害の積み重ねに時間がかかるためで、長寿命な多細胞生物の宿命である。

反対に、小児がんは最初のヒットがすでに胚に存在しており、生まれた時には全身の細胞が発がんの準備状態となっている。二度目以降のヒットはランダムに起こるが、変異を持つ細胞総数は比較にならないほど多く、むろん幹細胞も例外ではない。それゆえ小児がんは、超早期に発症するのである。

「がん幹細胞理論」とは、こうして体性の幹細胞に変異が蓄積し、ついにはがん化してしまうことが理論の根幹をなしているのだ。また逆に、前駆細胞が変異によって不死化してしまう例も否定できない。この場合、前駆細胞は幹細胞と同等のものに先祖返りし、ディックが発見した急性白血病のがん幹細胞は、それにあてはまる可能性があった。そしていずれのケースでも、できたがん細胞は、幹細胞とよく似た性質を示すはずである。

つまりがんとは、正常の幹細胞においてがん原遺伝子の一つが傷ついたことが発端となり、細胞内における遺伝子発現のパターンが大混乱して、がんへの坂道を転げ落ちたものなのだ。

またがん細胞は、生来備わっている正常細胞の性質を悪用しているだけに過ぎず、どんなに悪性化しようと、自分自身であることに変わりない。それゆえ従来の医学は、その差を克服できずに、有史以来のがん治療はことごとく失敗してきたのである。

†がん幹細胞の特性

ではがん化した幹細胞、すなわち「がん幹細胞」はどのような性質を示すのだろうか。

がんとしての特性を兼ね備えたがん幹細胞は、それでもある程度は多分化能を保持しているだろう。そして本来の分化プログラムをなんとか実行しようとするが、異常な前駆細胞を生み出してしまう。

次にそれらは、さらに狂った分化を続け、限定的ながらも多様な細胞を生み出す。ただし、厳密な増殖コントロールは失われており、必要以上に細胞を供給してしまうのが特徴だ。慢性骨髄性白血病は、まさにその典型的な例だった。

幹細胞は、ふだん不均等分裂により増殖することで、維持と分化を同時に行っている。しかしそのバランスが崩れれば、やがて幹細胞が枯渇するか、逆に増えすぎてしまう。がんの場合は後者だが、どちらのケースでも、最終的に正常な終末分化細胞が不足するはずだ。

組織が未分化な細胞で埋め尽くされ、その上さらなる変異が積み重なれば、収拾のつかない事態に発展する。慢性骨髄性白血病の場合、急性転化が起きて急性骨髄性白血病とまったく同じ病態となるのが、定まりのコースだ。つまり細胞の増殖と分化の両方が、完全に制御不能の状態となってしまうのである。

次にがん幹細胞は、一般的ながん治療に抵抗性を示す。化学物質を細胞外へ排出するポンプの薬剤耐性遺伝子を発現しているため、通常のがん細胞と異なり、抗がん剤の攻撃に耐えて生き残ってしまうのだ。またがん幹細胞は、休眠状態でいることが多いため、放射線照射にも抵抗性を示してしまう。

最初の治療を終えれば、しばしばがんはすっかり消失したようになる。それはがん組織の大部分を占める、通常のがん細胞が死滅するからで、あたかも根治したかのよう錯覚してしまうほどだ。だががん幹細胞は、どこかに息を潜め、時がくるのを待っているのだ。

やがて抗がん剤も放射線もなくなると、それは密かに増殖を再開する。これこそががんの再発の正体であると、近年考えられるようになったのである。

しかも治療と再発を繰り返しているうちに、今度は通常のがん細胞までもが変異を獲得してしまうかもしれない。それにより、がんはさらに治療抵抗性を増強させるだろう。これが最終的に、患者の命を奪う最大の理由なのだ。

一方、固形がんではここで述べたもの以外に、別の問題が浮上する。患者を死に至らしめるのは、実は局所での再発や浸潤より、むしろ「転移」のことが多いのだ。そしてこれも、がん幹細胞理論で説明が可能である。

転移とは、原発巣からがん組織の一部が遊離し、血流やリンパ流に乗って、まったく異なる組織に到達したあと、そこで孤立性に増殖している状態だ。転移巣を顕微鏡で見れば、周囲の組織を食い破って浸潤し、境界も不明瞭になっているのがわかる。

だが注目すべきは、転移巣であっても原発巣の組織構築を、かなり忠実に模倣していることなのだ。遠く離れた場所で、もとの組織とよく似た腫瘍を形成しているのは、そこで順序正しい細胞分化が進行していることを意味しているのである。

これは、はるばるやってきたがん組織の中に、がん幹細胞が存在していたことにほかならない。つまり転移巣でも幹細胞システムを働かせているため、無限の増殖が可能なのだ。

さらにそれらは、原発巣とは異なる環境におかれるため、必然的に独自の進化を遂げてしまう。その結果、がん細胞はさらなる多様性を獲得し、またさまざまなタイプの治療抵抗性を示してしまうのだ。こうなれば、これまでの医学ではもはや打つ手がないのである。

†固形腫瘍のがん幹細胞

ここまでの説明で、がん幹細胞理論をどうにか理解して頂けたであろうか。

この理論が最初に白血病で提唱されたのは、血液系の細胞系譜が早くから詳細に判明していたためで、また造血幹細胞だけに、精密な分離同定技術が確立されていたからだった。

だが、白血病のような浮遊性の細胞のがんは、実は悪性腫瘍の中ではむしろ少数派である。臨床の現場では、胃がんや肺がんなどの固形腫瘍の方が、圧倒的に頻度が高いのだ。それゆえ筆者の研究は、やがてチームの人数が増えるに従い、固形がんにも発展していくこととなった。しかしそれは、解析技術の困難さから、造血系よりはるかに研究が遅れていたのだ。

それでも乳がんは、欧米女性の最も罹患率の高いがんだけに、精力的に研究が行われていた。そして固形腫瘍として、初めてそのがん幹細胞が報告されたのが、二〇〇三年だったのである。

ミシガン大学のマイケル・クラーケは、まず乳がん細胞をばらばらにし、正常乳腺細胞で特徴的な発現パターンを示すマーカーで染め、各分画を分離した。次に白血病幹細胞の時と同じく、免疫不全マウスに連続移植することで、「乳がん幹細胞」を同定することに成功したのだ。

乳がんでの成功は、のちにほとんどの固形がんのがん幹細胞研究での手本となった。さらに翌二〇〇四年には、脳腫瘍において別のマーカーの有用性が報告され、固形がんにおいても、がん幹細胞の存在が疑いようのないものとなった。こうしてがん幹細胞理論は、白血病だけに成立するものではないことが示されたのである。

こうなれば、研究の進展は驚くほど速かった。まるで堰を切ったかのように、さまざまな固形がんで、がん幹細胞を同定したという報告が相次いだのだ。筆者が固形がんのがん幹細胞研究に参入したのもちょうどその頃で、設立されて間もない国際幹細胞学会では、参加するたびに新発見が報じられ、まさに「がん幹細胞ブーム」の到来を感じさせられる状況だった。

やがてほぼすべてのがんで、がん幹細胞の報告が出揃うと、その頃までにはそれが、がんの治療抵抗性、ひいては致死性の元凶であるとの共通認識が、広く定着するようになっていた。そしてこれにより、またもやがんに対するパラダイム・シフトが起こったのである。

つまり、がんは幹細胞の病気であり、その黒幕がとうとう正体を現した。また正常な幹細胞の理解がさらに進めば、近い将来がんはきっと根治可能な疾患となる——。

科学者たちは、そんな確信めいた期待を抱くようになったのだ。

そのためにはさらなる技術革新、例えば正常細胞から幹細胞を「作る」技術などの開発が必要不可欠だった。幹細胞が幹細胞であるために必要な「何か」を発見するには、それが一番の近道だったからである。そしてついに、「その時」はやってくる。

日本だけでなく、世界中の科学者たちが驚愕した大発見が、日本人医師の手によってもたらされたのだ。もちろんその時、筆者はまだ何の予感も抱いていなかったのだが……。

3　山中伸弥博士のiPS細胞誕生物語

†iPS細胞誕生前夜

筆者が幹細胞研究を始めた頃、ハーバード大学のダグラス・メルトンは、ヒトES細胞を世界中に配布するため、孤軍奮闘しているところだった。

その目的は、ヒトES細胞をいつの日か、失われた臓器などへの移植に用いるためである。そして何よりも、愛する子供たちを糖尿病の苦しみから救うことだった。

だが彼が、苦難の果てに生み出したヒトES細胞でさえも、治療目的には致命的な欠陥があったのだ。すなわち、「拒絶反応」という問題である。

万能細胞といえども、非血縁者の受精卵から作製したES細胞では、そこから分化させた組織を用いても、患者にとっては従来の移植臓器と変わらない。手術が成功しても、免疫による拒絶反応は必至だからだ。

そのため患者は移植に失敗するか、一生免疫抑制剤を飲み続ける必要があるのだ。またその服用中は感染症などの合併症も頻発するため、これではやはり根治とは言えないのである。

では、どうすればよいのだろうか。

それには、自分とまったく同じ遺伝子を持つ万能細胞があればよい。ガードンがカエルで成功させ、ウィルムットがヒツジのドリーを誕生させたように、受精卵からヒトES細胞を作製するさい、核移植によるクローン技術を用いることが考えられたのである。

すでに若山照彦博士の開発した手法で、さまざまな哺乳類でクローン個体の作製に成功しており、技術は成熟しつつあった。もしヒトで、クローン胚の発生が順調に進行すれば、それは「クローン人間誕生」の危険性をはらんでいたとしても、原理的にはクローンES細胞の完成にさほど困難はないはずだった。

だがアメリカ国内では、相変わらずブッシュ大統領による、ヒト受精卵を用いた研究規制が続いていた。ドリーの場合、最終実験で二百七十七個、それ以前のクローン実験も含めると、一匹の成体クローンを作製するのに約千個ものヒツジの卵子を破壊していたのだ。

それゆえヒト・クローンES細胞を生み出すには、それ以上のヒト卵子が必要かもしれず、しかも倫理的な問題から、アメリカ国内での研究はほぼ不可能だった。

ましてや日本では、その議論すら許されない有様だったのである。

†ヒト・クローンES細胞捏造事件

そんな中、彗星の如く現れたのが、韓国・ソウル大学の黄禹錫《ファンウソク》教授だった。獣医出身で、一九九九年に韓国で初めて、ウシのクローンを成功させたとされる人物だが、その確証は不十分だったのにもかかわらず、黄教授はたちまち発生工学分野の権威となっていた。そして科学的な評価がされないまま、二〇〇四年二月に突如として、ヒト・クローンES細胞の作製に成功したと発表したのである。

人々は驚愕し、世界中をニュースが駆け巡った。韓国では賞賛の嵐が巻き起こり、黄教授は瞬く間に国民的英雄にまで祭り上げられた。また大きな社会現象ともなり、科学分野で韓国人初のノーベル賞受賞が期待され、果ては記念切手まで発行されたのだ。

翌年には、早くも黄教授は患者適応型、すなわちオーダーメイドのクローンES細胞の作製にも成功したと発表する。すると世界中の難病患者たちが、この「万能の秘薬」によって、今すぐにでも病気が克服されるに違いないと、大いなる期待を抱いてしまった。

ところが、世紀の発表のわずか一年半後、これらの成果がすべて捏造だったことが判明したのである。

手口は極めて稚拙だった。写真をすり替え、データを操作し、できもしなかったES細胞を、あたかも存在するかのように見せかけていただけだったのだ。

韓国国民は失望し、その尊敬はあっという間に憎悪に変貌した。間もなく首謀者の黄教授は、虚偽の論文で国からの研究費を詐取した罪で起訴された。英雄から犯罪者へと、真っ逆さまに転落したのだった。

この事件は、韓国の生命科学研究の信頼を失墜させただけでなく、世界中でヒト・クローンES細胞の研究に暗い影を落とした。夢の再生医療の実現は、彼方へと遠のいたかに見えた。

しかし、それを救ったのが京都大学の山中伸弥博士だったのである。

二〇〇六年、山中博士はマウスのiPS細胞樹立を発表した。だがそれは、黄教授の時と比べて極めて地味だった。かつての失敗を反省し、学会だけでなく社会ですら過度な期待を避けているようだった。しかしそのインパクトは、誰の目にも明らかだったのだ。

iPS細胞は、自分自身の終末分化した細胞から作られる、まったく新しいタイプの万能細胞だった。しかも万能性は、ES細胞と何ら遜色はなかった。

そしてこれは、もしヒトで実用化されたなら、拒絶反応の恐れのない、真の万能細胞が、誰のものでも自由自在に得られることを意味していた。その上、受精卵を破壊するという倫理的問題さえも、同時にクリアすることに成功していたのである。

つまりiPS細胞の誕生は、あまりにも静かな発表だったにもかかわらず、本格的な再生医療の時代がもうすぐ到来することを、そのときからはっきりと示していたのだ。

†iPS細胞の開発

ここで本書の冒頭に再び戻る。二〇一二年、山中博士のノーベル賞受賞の瞬間だ。それはマウスiPS細胞の開発から、わずか六年でのスピード受賞だった。日本人医師として初めてのこの快挙は、筆者自身も胸に迫るほど感慨深いものがあった。自分と立場が少し重なる部分もあったからだろう。

野口英世に憧れ、医学研究者になった医師も少なからずいるはずで、筆者もその一人だった。野口英世は何度かノーベル賞候補になったが、アフリカで無念の客死を遂げた。師匠である北里柴三郎も同様に、候補となりながらも受賞には至らなかった。

戦後から、日本では物理学賞や化学賞は何人もの受賞者を輩出したが、医学・生理学賞は限りなく遠かった。一九八七年の利根川進博士は残念ながら医師ではなく、山中博士の受賞がいかに我々医師出身の研究者たちを歓喜させたか想像に難くない。

野口英世や北里柴三郎は偉人として伝記にまでなった。読めばその不屈の精神と飽くなき探求心、それに心から科学を愛する姿勢が感じ取れるはずである。また科学的発見だけでなく、彼らを取り巻く人々たちとの人間ドラマも実に興味深いものだった。

では、山中博士がノーベル賞を受賞するまでの経緯とは、いかなるものだったのだろうか。そしてどうして彼の研究が、ノーベル賞にふさわしいと判断されたのか。そこには当然、多くの天才たちの長年にわたる英知と汗の結晶が、地層の如く強固な土台を形成しているのである。

それゆえ、筆者はこの偉業について常に興味の尽きることはなかった。自身も幹細胞研究者として、その始まりから目が離せない状況が続いていたからでもあった。つまり筆者もまた、時代の目撃者の一人だったのだ。

筆者が最初に山中博士を知ったのは、iPS細胞が世に出た年の二〇〇六年に遡る。がん幹細胞の研究に転進して間もなくだったが、ここからが、筆者の直接知る物語のスタートだ。だがその前に、そもそもiPS細胞とは何かを、改めて説明しておく必要がありそうである。

まさにiPS細胞は、発生生物学のセントラル・ドグマを根底から覆したものだった。つまり完全に分化した哺乳類の細胞でも、実はES細胞と同程度まで、人為的に初期化が可能だったのである。これこそ本物の、「夢の万能細胞」と言えたのだ。

初期化と言えば半世紀前、ガードンがカエルで初めて脊椎動物の体細胞で成功させた。だが当時は観察だけで終わってしまい、分子基盤の解明は、そもそも技術的に不可能な時代だった。

やがてウィルムットが核移植でドリーを誕生させ、哺乳類でも初期化が可能だと判明したが、この頃より、卵子に秘密が隠されていると予想されるようになった。そして実際、受精卵やES細胞の細胞質は、分化した核を初期化する能力があることが示されたのである。

ところが受精卵は、数を集めるのが困難で、生化学的な解析には不向きだった。代わりに山中博士が目を付けたのが、無限に培養可能なES細胞だったのだ。

それまで初期化は、受精卵の細胞質中で複雑極まりないメカニズムが働いていると予想されていた。しかし山中博士の研究は、ES細胞で発現するたった四個の遺伝子だけで、成熟細胞を完全に初期化できると証明した。

こうして誕生したのが、人工の多能性幹細胞、すなわちiPS細胞だったのである。

†iPS細胞の発表秘話

ところで、筆者が初めて山中博士を目にしたのは、ふと思い立って参加した小さな学会だった。幹細胞の専門家だけの内輪の報告会のようなもので、特に期待して出席したわけでもなかった。だが二〇〇六年五月の発表は、日本の科学界においても記念すべき日だったに違いない。

山中博士は大阪生まれで、神戸大学卒の元整形外科医である。筆者も京都出身の元産婦人科医で共通点も多い。個人的な面識はまったくないのが残念なところだが、中高生時代の同級生と、東大医科研の後輩が、現在山中博士の設立したiPS細胞研究所で働いている。

ちなみに後輩の彼は、ハーバード大学のメルトン研にも留学経験があり、いわば筆者の元ボスの弟弟子でもあった。そこで本章では、単なる部外者の視点から、山中博士がノーベル賞を受賞するまでのエピソードを語ってみたいと思う。

その学会当日、映画館のようなホールで筆者が講演の開始を待っていると、山中博士の発表だけは何か不自然な雰囲気だった。事前のプログラムにはなく、急遽予定を変更して組み入れられたものだったからだ。

それがどんな意味を持っていたのか、もちろん当時の筆者はまったく考えもしなかった。リラックスしながら待っていると、初めて見る山中博士が、真剣な表情で演壇に上がった。そして彼は、理路整然と、淀みなく、確固たる自信を持って語り始めたのである。

初めのうち、筆者はその重要性がまったく理解できなかった。だが徐々に、それがとてつもない大発見であることに気付き出した。

深く腰掛けていた姿勢が、次第に前のめりになる。やがて背筋を伸ばさざるを得なくなり、しまいには、発表をまるで神託のように聞き入っていた。

研究のデザインの美しさ、得られた結果の見事さ、そして医学に与える影響の大きさに、徹底的に圧倒された。いつしか深い感動に包まれ、発表が終わる頃には全身に鳥肌が立ち、一種の幸福感に包まれていた。科学者として、それは本能的な反応だった。

研究は、素晴らしければ素晴らしいほどシンプルだ。虚飾がなく、単純である。それはある種の美しさにも通じる。明快で、整然としたもの、それにこそ人間は美として魅了され、同時に科学におけるインパクトを表していた。

その日は恐らく日本において、一般研究者向けに公表された最初の学会に違いなかった。そしてその場に居合わせた幸運を、本当に感謝したい気持ちになっていたのである。

†遺伝子Xの献身

推理作家・東野圭吾の『容疑者Xの献身』が、第百三十四回直木賞を受賞したのは二〇〇六年一月のことだった。映画化もされ、多くの読者を獲得したのはご存じの通りである。

科学は推理小説にも似ている。生命現象は謎を生み、実証は仮説に立脚して行われるからだ。謎は数々の証拠から論理的に追究され、時に偶然の力を借りながら容疑者を追い詰める。実はiPS細胞の開発も、ミステリーの謎解きのようにドラマチックな物語だったのである。

日本で初めてのiPS細胞の発表の翌月、筆者はカナダのトロントに飛んだ。国際幹細胞学会に出席するためである。そこは山中博士が全世界に向け、ついにiPS細胞の開発を発表する場でもあったのだ。

後で知ったことだが、世界で初めてのiPS細胞の公表は、前月の日本での学会ではなかった。その少し前、同年三月にアメリカ・コロラド州で開かれたキーストン・シンポジウムだったそうである。小規模だが生命科学者の間では知る人ぞ知るミーティングで、実力のある研究者のみが参加する、権威ある集まりだった。

出席者の話を総合すれば、日本と同じく予定を急遽差し替えて発表されたらしい。内容を事前に知るものは誰一人おらず、講演が始まると会場は奇妙な静寂に包まれた。

この時山中博士の発見した四つの遺伝子、通称「山中因子」の詳細は、一つも明らかにされなかったが、そのせいかみな半信半疑のままで、人類の未来を変える発見に、戸惑いを見せるだけだった。だがその事実は、静かに、世界中に拡散していったのである。

トロントでの発表は、間違いなく世界に向けての最初の大イベントだった。参加者が三千人にもなる国際会議で、すでに学会の上層部には、発見の重大さが伝わっている様子だった。そのために特別なシンポジウムが用意されており、参加者全員が巨大なホールに集められ、その時を待っていたのだ。やがて張り詰めた空気の中、講演が始まった。

山中博士は講演の始めに、ちょっとしたジョークを入れて笑いを取ることで有名だ。根っからの大阪人らしく、サービス精神旺盛な人物なのだ。いきなり笑いが起こり、会場の空気が和んだ。そして一カ月前に聴いたのと同じストーリーが繰り返され、満場が水を打ったように静まり返ったのである。

iPS細胞の開発には、極めて論理的な戦略と、天から舞い降りたセレンディピティが必要だった。山中博士はES細胞の基礎研究を通じ、データベースからまず、ES細胞で高発現している二十四種類の遺伝子を選択した。もしそれらを分化した細胞で強制発現させれば、ひょっとしてES細胞化するのではないかと、大胆な推論をしたのだ。

というのも、当時すでに筋肉細胞の「マスター遺伝子」が見つかっており、たった一つの遺伝子を導入するだけで、線維芽細胞から筋肉細胞に分化転換させることが可能だった。山中博士はそのアイデアを、ES細胞に応用しようとしたのである。

筆者が会場で聞いた話では、山中博士はまず、二十四個のES遺伝子をそれぞれウイルスベクターに組み込み、一つ一つを皮膚由来の培養線維芽細胞に導入していった。このさい巧妙な手段を用いて、もし線維芽細胞が、ES細胞と同等の細胞になれば、死なずに増殖するよう設計していた。

しかしどの遺伝子を導入しても、生き残る細胞は現れなかった。これはES細胞のマスター遺伝子が、選んだ二十四個の中には存在しないか、あるいは単一ではないことを意味していた。

何度やってもうまくいかず、当時実験担当者だった大学院生の高橋和利氏は、いよいよくじけそうになったそうである。だが諦めかけていた頃、ふとした思いつきが彼の頭に浮かんだ。

どうせ駄目ならいっそのこと、ウイルス液を全部混ぜ、そのまま感染させたらどうなるか――。そんな天啓のようなアイデアが閃いたのだ。

子供の頃なら誰でも経験したかも知れないが、図工の時間で余った絵の具を全部混ぜたらどんな色になるかと、興味を持った人も多いだろう。筆者の場合、単にこげ茶色の妙な色になっただけだが、元来好奇心の塊の科学者なら、試せることはすべてやるのが本性だった。

とはいえ山中博士も、これがセレンディピティをもたらすとは夢にも思っていなかった。なぜならウイルスの感染率は低く、一つの細胞に複数の遺伝子が導入される確率はさらに低くなるからだ。そのため期待もせず、そのまま培養を続けていると、ある日ふと増殖している細胞を目にした。

山中博士は目を疑った。しかしそれは、紛れもなく生きた細胞塊で、しかもES細胞に極めてよく似た形態をしていたのだ。

当初、山中博士はこれを単なる実験ミスだと疑い、高橋氏にやり直しを命じたという。だが何度やってもES細胞に似た細胞が増えてくる。やがて彼らの疑念は確信に変わり、自分たちが未来の扉をこじ開けたことに気付いたのである。これがiPS細胞誕生の瞬間だった。

ところが、喜びはすぐに別の疑問に変わった。つまり二十四個の遺伝子は、そのすべてが初期化に必要な遺伝子とは考えにくかった。それゆえ、どれが本当に必要な遺伝子の組み合わせなのかを決めねばならなかったのである。

論理的に考えれば、この中に最小限の組み合わせがあるはずだった。そしてそれこそが、真の初期化因子セットに違いない。そこで高橋氏は、再び絶妙なアイデアを思いついたのだ。つまり一遺伝子ずつ抜いた二十三種のウイルス混合液を細胞に感染させ、必要不可欠な遺伝子を絞り込んでいったらどうだろうかと。

あとはこの作業を繰り返すだけだった。こうして山中博士らは、最終的にたった四種類の遺伝子だけで、iPS細胞ができることを突き止めたのである。

山中氏の講演は、まるで珠玉の映画を観ているかのようだった。奇想天外なストーリーに魅了され、感動の結末で終わった。科学の進歩の現場に、リアルタイムで居合わせた幸運に、筆者は深く感激していたのだ。

かくしてiPS細胞は、トロントの地において、世界中の科学者の知るところとなった。だが意外なことに、そこに居合わせた研究者には、全員にどこかもどかしい疑問が残ってしまったのである。

というのも、後に「山中因子」と呼ばれることとなった四個の遺伝子のうちの三個は、ES細胞の研究者なら誰もが予想しうる重要なものだった。しかし最後の一つだけは、いずれの学会でも「遺伝子X」として、あえて公表されなかったのだ。

山中博士は、その遺伝子を伏せ字にすることを恐縮しながら謝罪し、ジョークを交えて聴衆の笑いを取っていた。しかしこれには大きな理由があった。論文になる前に、すべての遺伝子の名前が公になれば、たちまち研究の真似をされてしまう恐れがあったからだ。

科学の世界では、学会発表より論文公開の日付が重視され、第一発見者として認められる。特許の問題も絡んでいたが、最大の理由はその作製方法の簡便さと、再現性の高さだった。それゆえもし、どこかに同じゴールを目指す競争相手がいたなら、論文の出版に手間取っている間に、大発見が横取りされてしまいかねなかったのである。

結局、秘密は最後まで守られ、iPS論文は同年十月、国際雑誌「セル」に掲載された。Xの意外な正体も明らかとなったが、それは奇しくも東野圭吾が『容疑者Xの献身』で直木賞を受賞した年でもあったのだ。

「遺伝子X」の献身により、iPS細胞は医学の未来を変えうる可能性を、このとき世界に初めて示したのである。

第七章　再生医療とがん治療の未来

1　再生医学新時代

†ヒトiPS細胞

マウスiPS細胞の開発は、幹細胞研究のみならず、医学全体にも、とてつもない衝撃を与えた。なぜならこれこそ、探し求めていた「賢者の石」となりうる可能性を秘めていたからだ。ジョン・ガードン、イアン・ウィルムットと続いたクローン技術は、ヒトの細胞であっても初期化が可能だと期待させた。マーチン・エバンスがマウスのES細胞を樹立し、ジェームス・トムソンによってヒトES細胞が誕生すると、再生医療を目的にダグラス・メルトンが、さらに研究を推し進めたのである。

だが決定的な欠陥は、クローン技術もヒトES細胞も、他人由来の細胞を用いる限り、移植後の拒絶反応は避けられないという宿命だった。その間隙を突き、韓国でヒト・クローンES細胞の捏造事件が起こったのだが、本当の賢者の石を手に入れるのは当分先だと、悲観的な空気が覆い始めていた。そんな時、突如として現れたのがマウスiPS細胞だったのだ。

次の目標は、当然ヒトiPS細胞だった。しかしクローンカエルからドリーまで三十五年、マウスからヒトES細胞まで十七年もの年月を要したように、楽観的な期待は禁物だった。ところが、今度ばかりはいい意味でその予想は大きく外れた。科学の進歩は二十一世紀に入り、比較にならないほど急速だった。ドリーから若山博士のクローンマウスまで約一年だったように、早くもその日がやってきたのである。

翌年の二〇〇七年十一月、山中博士は世界中の期待に応え、ついにヒトiPS細胞の開発を発表した。しかも同時に、別のグループからも同じ発表がなされたのだ。それがヒトES細胞を樹立したジェームス・トムソンだったのは、誰もが納得のいく結末だった。

トムソンもまた、賢者の石を追い求めていた科学者だった。ヒトES細胞では先んじたが、マウスiPS細胞では遅れをとった。二人の研究者は、同じ頂上を目指しながら別々の道を歩んでいたのだ。そして最後に、まったく同時にその頂に辿り着いたのである。

ヒトiPS細胞は、希望に満ちた未来を人々に感じさせることとなった。賢者の石ははじめから自分自身の中にあったのだ。そこに科学の力を加えるだけで、それは目覚めるのである。

いつの日か、臓器をまるごと再生させることも可能となるだろう。もしそうなれば、がんを含むさまざまな病気の治療にも革命が起こりうる。機能を失った臓器を新品に取り替えることで、延命効果だけでなく、根治ですら期待できるからだ。

またiPS細胞を用いることで、初めて可能となる研究や治療も数多いことだろう。がんの基礎研究でも、発がん過程を体外で完全再現することで、その克服への大きなヒントが得られるに違いない。それらの成果をもとに、研究者たちはさらに多くの病気を制圧し、やがてヒトの寿命そのものを、飛躍的に延ばせるはずだ。

かくしてiPS細胞は、医学と医療、ひいては人類の未来までも変えてしまったのである。

†メルトン博士の執念と父の愛

ヒトiPS細胞開発の興奮がまだ覚めやらぬ、二〇〇八年六月のことである。

医学の進歩の真っ只中にいることを実感していた筆者は、三年連続で国際幹細胞学会に出席していた。この年の目玉は、ハーバード大学のダグラス・メルトンだった。

フィラデルフィアの街は連日の好天だった。ここは一九〇〇年の暮れ、単身渡米した野口英世が恩師シモン・フレキスナーと出会った場所なのだ。筆者にとっても思い入れのある土地だったが、留学中は訪問が叶わず、帰国後五年目にしてようやく実現したのである。

筆者がメルトンの孫弟子にあたることは述べた通りだが、直接目にするのはその時が初めてだった。ハーバード大学時代、筆者とメルトンは、チャールズ川を挟んでロングウッド・メディカルエリアとケンブリッジ・キャンパスに分かれていたためだったが、途中で彼が研究テーマを大転換したのも一因だった。

講演が始まると、メルトンはいかにも博識な学者らしく、医学の歴史から順序立てて語り始めた。静まり返った巨大なホールの中、やがて発表は核心に迫っていった。そして聴けば聴くほど、筆者はその内容に引き込まれ、山中博士の講演を初めて聞いた時の感動が、再び蘇ってきたのである。

自作したヒトES細胞の配布が軌道に乗ったメルトンは、まったく新しい技術に挑戦していた。それはiPS細胞の手法と似ているが、異なる思想で達成された快挙だった。

iPS細胞の場合、全細胞の起源となる「万能細胞」まで、いったん「分化時計」を完全に巻き戻している。だが別種の細胞に再分化させるには、そこから分化の過程を最後まで、正しい順序で進めさせる必要があり、そのぶん複雑な操作と時間がかかるという欠点があった。

しかしメルトンが開発したのは、生体内で直接遺伝子を導入することで、系統が近い別種の細胞から、いきなり目的の細胞に変換する方法、すなわち「ダイレクト・リプログラミング」と呼ぶ技術だったのである。

そもそも彼は、万能細胞などを求めていなかった。我が子のためには、インシュリンを作り出す細胞だけが必要だった。それゆえダイレクト・リプログラミングは、それを達成するための最短ルートとして、極めて合理的な選択だったのだ。

これならｉＰＳ細胞よりはるかに時間が短縮できる上に、移植手術すら必要がない。メルトンはこの点を、一九五三年にイギリスの発生生物学者コンラッド・ワディントンが描いた渓谷の模式図を用いて力説していた。

つまり分化のプロセスを末広がりの「山」と「谷」にたとえ、受精卵を頂上からボールのように落とす。ボールはランダムな方向に落ちていき、重力で谷筋を下る。途中、枝分かれしながら分化を続け、最後は多様な終末分化細胞の麓へと辿り着く。ただし、いったん下ったボールは重力に逆らえず、上には逆行できない。

ｉＰＳ細胞は、山中因子の四遺伝子を強制発現させ、一番下の細胞を力ずくで頂上に引き上げる技術だった。だがダイレクト・リプログラミングは、横向きの力をそっと与え、隣の尾根を乗り越えさせるだけだった。

もし同じ系統の細胞なら、ｉＰＳ細胞よりはるかに簡単に、目的の細胞を得られるはずである。つまり時間も手間も最小限で済むことを意味し、まさに理想的な手法だったのだ。

ただし、当然ながらそこに至るまでの道のりは、決して平坦ではなかった。実を言えば、この技術は単に、iPS細胞の成功を模倣しただけのものではなかった。そのはるか以前から、マスター遺伝子の原理から着想し、メルトンが独自に開発を進めていたものだったのである。

当初、彼はまず膵臓の発生に関連した遺伝子を、片っ端から調べ上げることから始めた。その数はなんと一千百種類にものぼり、これだけでも驚くべきことだった。

そしてそれらを、さらに絞り込んで最終候補を決定すると、ウイルスベクターを用いてマウスの体内で発現させ、ついにリプログラミングに必要な遺伝子の、最少の組み合わせを発見したのだ。

iPS細胞ではたった二十四種類だけだったが、彼の場合はいかに想像を絶する仕事だったのかがおわかり頂けると思う。だがその目的はただ一つ。愛する子供たちを救うためだった。

気の遠くなるような長い道のりだったが、メルトンは確かにその第一歩を成功させた。実験では、I型糖尿病モデルマウスの膵臓で、消化酵素を分泌する細胞からインシュリン分泌細胞へと、見事に分化転換させたのである。

衝撃的な発表の後、筆者はこの研究の意義をじっくりと考えてみた。インパクトの大きさは計り知れなかった。なぜなら、これこそ真の「再生医療」だったからだ。

失われた臓器を、移植手術のような超侵襲的な方法ではなく、自分自身の肉体から直接再生させる技術なのだ。ヒトで実用化できれば、iPS細胞よりもさらに有利なのは明らかだった。

またこのとき筆者は、同時に別の感慨にも浸っていた。彼はこれまでの実績を捨て、後戻りのできない新しい分野に身を投じた科学者だった。うまくいく保証などどこにもなかった。アメリカ大統領ですら敵に回し、たった一人で闘いを挑んだのだ。

成功を淡々と語るメルトンには、いささかの感情のぶれも感じられなかった。しかし確かに、科学者としての矜持と執念を見せつけられたようだった。

そしてそれは、まさに父が子に注ぐ愛情のなせるわざだったのである。

†細胞工場と臓器農場

こうして山中、メルトンという二人の天才により、医学の未来は確実に変わり始めた。

またこれは、再生医学が基礎医学から臨床医学へと転換していく分岐点でもあった。つまり研究者の好奇心を満足させるだけの科学から、実際に患者を救う医療へと変貌を遂げようとしていたのだ。

だが、光のあるところには必ず影が存在する。科学でも医療の世界でも、捏造や改竄で成果を偽り、不当に地位を得たり研究費を詐取したりする者がしばしば現れるのだ。そんな彼らの虚報は、それを信じて後を追う者たちに、回復不能なダメージを与えた例も多い。

クローン技術はいつか禁断の複製人間を誕生させてしまうだろうし、やがて到来する再生医療の時代に、負の側面が浮かび上がるのは間違いない。技術が進歩した現代では、皆がこうした不安を抱くのは無理もないが、実は二十年以上も前の日本の小説で、そんな近未来がすでに描かれていたのだ。一九九三年に出版された、『臓器農場』という異色の作品がそれである。

書いたのは山本周五郎賞作家で、精神科医の帚木蓬生《ははきぎほうせい》氏だ。メディカルミステリーものの名手だが、基礎医学の研究歴もあるため、著作は確固とした科学的知識に裏打ちされている。

この作品が描かれた背景には、一九六八年の札幌医科大学・和田寿郎《わだじゆろう》教授による心臓移植事件のせいで、止まってしまった移植医療への焦燥感があった。日本で初めて、合法的に脳死心臓移植が行われたのは一九九九年だったが、小説では金銭目的の妊婦たちが、移植用の臓器を提供するための無脳症胎児を身ごもっているという設定である。

無脳症児とはごく稀に見られる先天奇形で、全身の臓器はまったく正常なのに脳だけがなく、母体外では決して生きられない胎児のことだ。もちろんヒトで確実に無脳症児を妊娠させる方法など、今後も開発されるはずはないが、今や現実が小説よりはるかにまさっているのだ。

山中、メルトンの研究は、再生医療の無限の可能性を示した。しかし実際に臨床応用するとなると、越えねばならないハードルがまだまだ無数に存在する。細胞レベルならともかく、腎臓や肝臓などの固形臓器を、体外培養で完成させるのは限りなく困難だからだ。

iPS細胞を培養し、分化させるだけではいわゆる「細胞工場」のようなものである。それは三次元構築を要する組織ではなく、単一の種類の細胞を大量生産することに真価を発揮する。

確かに赤血球などの血液細胞は、iPS細胞による実用化が時間の問題となった。しかし組織再生では、まだ有望な研究成果がほとんどないのが現状だ。iPS細胞をシート状に増殖・分化させ、そのまま移植するという基礎研究が行われているが、これも固形臓器とはほど遠い。今後もさらなる技術革新が必要不可欠なのである。

とはいえ二〇一〇年代に入り、再生工学の分野でもかなりの進歩が見られた。例えば東大医科研の中内啓光《なかうちひろみつ》教授らのグループが、iPS細胞やES細胞による再生医療の限界を、画期的な方法で突破した。つまり大型の家畜に、ヒト細胞からなる完全な臓器を作らせるための基礎技術を完成させたのだ。

彼らの実験は、遺伝子ノックアウト技術によって作製された「膵臓欠損マウス」を用いるものだった。遺伝子欠損を持つマウス受精卵に、正常ラットの万能細胞を混入させ、代理母マウスに戻して異種動物間キメラマウスを出産させたのである。

無事誕生した新生仔マウスを解剖したところ、驚くべきことにそれはラットの膵臓細胞を持つマウスだった。しかも成体まで発育し、その膵臓は生涯正常に機能し続けたのだ。さらに同様の手法で、先に触れた、「腎臓欠損マウス」でも一定の成功を収め、この技術に汎用性のあることが明らかとなった。

そしてこの成果は、ヒトの臓器移植医療に革命をもたらすことを意味していた。つまりこの技術を発展させ、ヒトiPS細胞からブタなどに臓器を作らせれば、拒絶反応のない「本人」の臓器を、オーダーメイドで供給できるようになるのである。

こうして近い将来、他人の死に頼らない移植医療が、iPS細胞と家畜を使った「臓器農場」で、必ずや実現するに違いないのだ。

2 がん幹細胞研究の進展

†残された課題

人類はiPS細胞という「賢者の石」を手に入れた。またダイレクト・リプログラミングは、その欠点を克服する技術であることが示された。

これらは鉛を黄金に変えるが如く、成熟した細胞を生まれたての細胞へと、時計の針を巻き戻す「若返りの泉」であり、不老不死さえ夢ではなくす可能性を秘めていたのだ。

だが人類にはもう一つ、乗り越えなければならない壁があった。たとえ肉体が若返ったとしても、全身を蝕み、否応なしに死をもたらす悪魔。自らの遺伝子が生み出した、ハイド氏のような究極の怪物。すなわち「がん」である。

がんはたとえ再生医療が進歩したとしても、その枠外の存在だ。通常の疾患なら、主要な内臓を新品と取り替えることで、ほとんどが克服可能である。しかしがんはあらゆる臓器に転移し、浸潤し、食い破って、最後に容赦のない死が訪れる。

本書はこれまで、それはがん細胞が、正常な細胞の機能を悪用しているのに他ならないと述べてきた。ところががん幹細胞の存在が明らかとなった現在、新しい理論ががん治療を変えようとしている。そしてその理解が進めば、がんはきっと克服可能な病気になると、筆者は確信しているのだ。

ここで「克服」という言葉を用いたが、ではがんを克服するとは、いかなることだろうか。

第二次大戦までの医学では、がん細胞を手術で取り去るか、放射線で焼き殺すしか方法がなかった。手術では、できるだけ広範囲に切除することで、周辺の目に見えないがんを一網打尽にすることを目指していた。また放射線は、正常組織を損傷しないぎりぎりの線量と照射範囲で、がんの増殖力を奪おうとした。

とはいえそれらが効果を示すのは、あくまで原発巣に限局したがんだけだ。遠隔転移を遂げたものに対しては、まったく無力だったのである。

やがて化学兵器から生み出された第一世代の抗がん剤が登場すると、「魔法の弾丸」と呼ばれたそれらにより、初めて転移を伴う固形がんや白血病の治療に光明が差してきた。

確かに抗がん剤は、がん治療を大きく変えていった。だがさまざまな組み合わせや試行錯誤が繰り返されたにもかかわらず、根治させることに成功したがんはごくわずかだった。

多少の延命効果は期待できたものの、進行がんの患者では必ずと言っていいほど再発してしまう。今世紀に至っても、彼らの死の運命を変えるのは難しいのが現状なのだ。

では、現代の科学者たちは、どうなればがんを「克服できた」と見なそうとしているのだろうか。身体からがん細胞がすべてなくなるのが理想だが、必ずしもその必要はないはずである。その答えは、きっと過去から学べるに違いない。すでにほぼ制圧された感染症が、何らかの手がかりになるはずである。

細菌感染症は、ロベルト・コッホや北里柴三郎、野口英世らによって数多くの原因病原体が突き止められ、アレクサンダー・フレミングが開発したペニシリンによって、完全制圧への道のりが始まった。またエドワード・ジェンナーによって開発された種痘は、ウイルス感染症をワクチンによって予防することを可能にした。さらに現代では抗ウイルス薬も開発され、ヘルペスやインフルエンザなどでは症状をかなり制御することが可能となった。

最後まで抵抗を見せたエイズ、すなわちＨＩＶ感染症は、抗ウイルス薬の多剤併用療法により、現在では糖尿病や高血圧のような慢性疾患へと変貌を遂げた。今や必ずしも「死の病」ではなくなっているのだ。

がんは転移により、手術や放射線などの局所治療が無意味になった場合、抗がん剤しか残された道はない。しかし第一世代の抗がん剤は、細胞増殖をターゲットにしているため、正常細胞への影響は必至で、しばしば副作用の方が治療効果を上回る結果となってしまう。またゲノムＤＮＡを傷つけ、がん細胞に新たな変異を加えてしまえば、抗がん剤に対する耐性を獲得し、治療をさらに困難にしてしまうかもしれない。

それゆえ最新医学では、難治性のがんの場合、抗がん剤でがん細胞を完全に消滅させることは、もはや必ずしも目標ではなくなっているのだ。かわりに増殖をうまくコントロールしながら、がんを生活習慣病のような、慢性疾患のレベルにまで持ち込もうとしているのである。

そしてむしろ、がんと共に生き、がん以外の病気で死ぬことを、目指し始めているのだ。

✝分子標的治療薬とは

実はこのコンセプトに合致した抗がん剤が、すでに開発されている。しかも期待を超えた効果を、実際に発揮しているのだ。

フィラデルフィア染色体の項目で触れたが、それは慢性骨髄性白血病の特効薬となった、「グリベック」という新薬である。だがその開発物語を語る前に、次世代の抗がん剤である「分子標的治療薬」について、一通り説明しておく必要があるだろう。

がん細胞は、稀にホルモンなどを過剰放出することがあるが、別に毒を撒き散らしているわけではない。がんはその増殖性の高さゆえに、ヒトを死に至らしめるのである。つまり増えすぎた細胞が重要臓器を浸潤し、あるいは血管を蝕み、機能不全や出血を引き起こす。すなわちがんの本質は、究極的には「増殖」にあるのだ。

そのため第一世代の抗がん剤は、細胞の増殖を無差別に阻害する薬物だった。しかしそれでは、生体機能を維持するための正常細胞の増殖をも抑制してしまう。長らく望まれていたのは、がん細胞だけに特異的な増殖阻害を示す抗がん剤だったのである。

一九七〇年代に入ると、細胞増殖に関して新しい知見が集積しつつあった。細胞機能を司る蛋白質は、リン酸を付加されることで、シグナル伝達経路のオンとオフが調節されることがわかってきたのだ。リン酸化するための酵素をキナーゼと呼ぶが、それらは分裂や増殖といった、細胞機能のほとんどの、「マスタースイッチ」として働いているのである。

一九八〇年代、製薬企業はこのキナーゼに目を付け、それを活性化させたり阻害したりする化合物があれば、医薬品に利用できるのではないかと考えた。スイスのチバガイギー社もこのコンセプトに着目し、その指令を受けた二人の研究者が、新薬探索の長い旅に出たのだ。

アレックス・マターとニコラス・ライドンは、まず放線菌の毒素から最初の手がかりを得た。次に彼らは、その毒素に似た無数の類似物質から、キナーゼの過剰発現で起きる病気に対して、抑制効果のあるものを見つけ出そうとした。

こうして一九九〇年代初頭には、特定のキナーゼに対し、特異性の高い阻害剤がいくつか発見されたのである。そしてライドンらが目を付けた病気は、「がん」だった。

がんの中には確かに、キナーゼの過剰発現が原因と思われるものが存在していた。というのもバーマスらによって発見されたがん遺伝子サークもまた、キナーゼの一種だったからだ。

では、ヒトのがんではどうだろうか。

ライドンらの発見からいちはやくヒントを得たのが、ハーバード大学のダナ・ファーバーがん研究所にいたブライアン・ドラッカーだった。彼は、慢性骨髄性白血病の染色体転座産物であるbcr-ablに着目していた。それがキメラ蛋白質の異常キナーゼであるのは説明した通りだが、彼はキナーゼ阻害剤が、慢性骨髄性白血病に有効ではないかと考えていたのだ。

一九九三年、ポートランドに移ったドラッカーは、さっそくそのアイデアを実行に移したのである。

†グリベック開発秘話

「CGP57148」とは、その化合物のコード番号だ。この無機質な番号の化学物質が、後に慢性骨髄性白血病の治療に革命を起こすこととなった。

その前年、かつてヴェサリウスやガレノスが活躍したイタリアのボローニャで開かれた国際会議では、慢性骨髄性白血病の治療にほとんど進歩が見られず、悲観論ばかりが覆い始めていた。本質的に化学療法の効かない病気だと、定説になりつつあったのだ。

しかしドラッカーの発表は、その空気を一変させてしまった。培養細胞や動物実験での驚くべき効果は、グリベックが「奇跡の薬」であると研究者たちに予感させたのだ。マウスモデルでは、正常血球には何の影響も与えず、白血病細胞のみを完全に消し去ったからである。

次の目標は、もちろん人の慢性骨髄性白血病患者に対して用いることだった。ところが彼は、ここで思わぬ落とし穴にはまってしまう。患者の数が少なすぎ、製薬会社からは、臨床試験を行うコストに見合わないと判断されてしまったのだ。

慢性骨髄性白血病は、アメリカでは新規患者が毎年数千人しか発生しない比較的珍しいがんだった。確かにこの数では、製薬会社は巨額の開発費を回収できる見込みがなかった。しかし彼は、そんな理由でこの奇跡の薬を、みすみすお蔵入りさせるわけにはいかなかった。

そこで彼は、製薬会社に働きかけ、発想の転換を起こさせることに成功する。つまりグリベックを抗がん剤としてではなく、慢性疾患の薬として開発するならどうかと提案したのだ。グリベックは、実はがん細胞を根絶やしにするのではなく、増殖をコントロールし、共存することを目指したものだった。これまで新規のがん患者の発生数といえば、すなわちほぼ死亡者数だった。というのも、第一世代の抗がん剤には延命効果しかなく、やがて彼らは全員が死亡し、その時点で投薬は終了したからである。

だが彼らが生き残り、生涯その薬を飲み続けるとしたら、毎年その人数の患者が増え続けることを意味する。それなら巨額のコストをかけても、いつかきっと回収できるはずだった。

こうして一九九八年、ついにグリベックの臨床試験が開始された。そしてこの画期的な抗がん剤は、たちまちその劇的な効果を世に知らしめることになったのである。

大きな歴史の転換点を経験したとき、人々はその事件を境界にして語り継ぐ。この場合、「グリベック登場前」と「グリベック登場後」だ。グリベックは、発がんの起点となった遺伝子変異を抑え込むことで、慢性骨髄性白血病を、単なる慢性疾患の一つに変えてしまったのだ。

長い経過の後に急性転化が必発し、ほとんどが激烈な急性白血病となっていくのがこの病気の特徴だった。すべての抗がん剤は効かず、あとは死を待つだけだったが、「グリベック登場後」の患者たちは、飲み続けることで普通の寿命をまっとうできるようになったのである。

慢性骨髄性白血病では、造血幹細胞に生じたがんのタネが芽を出し、その後さらなる変異を獲得して、美しかった大地を毒草が覆い尽くす。第一世代の抗がん剤では、いくら刈り取っても次々と新芽を出し、根絶やしにすることはできなかった。

しかし、それらのすべてが由来する、たった一本の幹を断ち切れば、生い茂った草たちは勢いを失うのだ。幹細胞に生じた、最初の変異から漏れ続ける信号を止めるのである。

常に奇跡の薬を飲み続ける限り、幹から毒草は生えてこない。大地は、いつしかもとの姿へと戻っていくのだ。分子標的治療薬による、まったく新しいがん治療の幕開けだった。

3　がん治療革命

†iPS細胞のがん化問題

iPS細胞の研究がノーベル賞に輝き、山中博士が受賞の喜びを語るインタビューの席だった。祝福と賛辞の言葉が溢れ、周囲の者はみな、偉業の達成にただ酔いしれているようだった。

当然筆者も、山中博士が喜びを爆発させ、明るい未来を熱く語ることを期待していた。ところが意外なことに、彼は決して手放しに喜んではいなかったのである。

確かにそれは人類の未来を変える発見だった。だが受賞当時の状況が、むしろ山中博士を追い詰めていたのだ。それは彼の慎重な発言からも窺えた。「まだこの技術は完成していない。一人の患者さんも救っていない」と、山中博士は複雑な胸の内をさらけ出したのだ。

がん治療において、グリベックは間違いなく何万人もの慢性骨髄性白血病患者の命を救った。しかし再生医療の分野では、まだ結果らしい結果をほとんど出していない。iPS細胞の実用化が一刻も早く待たれるところなのだが、それには深刻な問題が残っていたのである。

最大の理由は、山中四因子の一つであるミックが、がん遺伝子そのものであることだった。これまでに、がんと幹細胞は表裏一体であり、光と影の関係だと述べてきた。もしiPS細胞をそのままマウスに移植すれば、ES細胞やEC細胞の時と同様に、高頻度に奇形腫を発症してしまう。iPS細胞は、実は極めて危険な細胞だったのだ。

ヒトへの応用には、もちろんiPS細胞をそのまま移植するわけではない。目標の組織に分化させた後である。だがそれでも、組織ががん化する可能性を考慮しなければならない。

未分化な細胞が残存していれば、そのまま奇形腫を生じるかも知れないし、そもそもiPS細胞は、山中因子がゲノムに割り込むことで、余分のがん遺伝子が挿入されているのだ。それらが二次的ながんを引き起こす恐れは否定できず、過去に行われた遺伝子治療では、実際に白血病を発症してしまった例も実在するのである。

それを防ぐため、iPS細胞の実用化にはさまざまな手法が考案されてきた。効率は落ちるががん遺伝子を使わない方法や、ゲノムに挿入されない遺伝子導入法などは、その危険性を明らかに低減させた。他にも山中因子を蛋白質分子にして細胞内に注入する方法や、化学物質刺激による山中因子の発現誘導、さらには遺伝子組換え法などがあり、いずれもiPS細胞を作製する上で、安全性を飛躍的に高めることに成功したのだ。

最新の手法では、それらを組み合わせ、さらに洗練されたものとなっている。作製効率を向上させる新規遺伝子を追加し、効率を下げる遺伝子を抑制することで、ゲノムにも組み込まれず、がん遺伝子も用いない、高効率かつ安全なiPS細胞作製法が完成しているのだ。

そしてこれらの技術革新により、iPS細胞のがん化の問題は、今やほとんど克服されたと考えてよい。その結果、ついにヒトへの臨床応用の道が開かれたのである。

二〇一四年九月は、iPS細胞を用いた臨床研究において記念すべき日となった。理化学研究所の高橋政代博士らのグループが、iPS細胞から分化させた網膜細胞を、実際に人の眼に移植する臨床試験を行ったのだ。

これはまだ、治療目的ではなく安全性を確認するためのものだったが、iPS細胞による再生医療が実用化される時代は、もうそこまで確実に近付いているのである。

†抗体医薬

iPS細胞による再生医療は、マウスでの開発からわずか八年でヒトへの臨床試験まで行きついた。今後は、がん化の可能性が本当にないのかを見極める時間が必要だが、がんの先端治療にも、新しい波が訪れようとしている。

グリベックに始まる分子標的治療薬の出現は、がん治療における新たな革命だったが、それとは別に、地道に成果を上げつつある分野も存在している。その一つが抗体医薬である。

がんはかなり以前から、正常細胞とは違う特異的な蛋白質を発現していることが知られていた。つまり特性の変化に伴い、がん細胞には強く発現しているが、正常細胞にはあまり発現していない蛋白質が存在しているのだ。

もちろんそれは、突然現れた新規の蛋白質ではなく、別種の細胞や、異なるタイミングで発現する正常蛋白質だ。だがシグナル伝達系の混乱により、正常より過剰に、しかも増殖に深く関わっていることが多いのである。

もしそれを狙えば、がん細胞だけを特異的に攻撃することができる。血液中の抗体は、ウイルスや細菌などと結合し、免疫作用によってそれらを破壊するが、抗体が認識しているのは蛋白質だ。そのため抗体で、がん細胞という異物を、排除できるかもしれないのだ。

蛋白質が医薬品になるとの考え自体は、古くから存在していた。病原微生物や毒素から回復した患者から血清を回収し、それを同じ病気の別の患者に投与する「血清療法」が極めて有効だったからである。これはすなわち抗体を投与していることに他ならない。

また糖尿病治療薬のインシュリンは、当初ブタの膵臓から精製されていたが、一人の患者が年間七十頭分もの量を必要とし、非常に高価な薬だった。だが一九八〇年代、遺伝子工学技術で蛋白質製剤が人工合成できるようになると、真っ先に作られたのがインシュリンだった。

「蛋白質は医薬品になりうる」との認識が、次第に形成されていく中、そんなコンセプトで見つかった遺伝子が、絶望ばかりに沈んでいた乳がん患者に一筋の希望の光をともした。一九八五年に、一部の乳がん患者で高発現している特殊な蛋白質が発見されたのである。

「Ｈｅｒ-2」と命名されたそれは、あるシグナル蛋白質の細胞表面受容体だった。そして乳がんでは、Ｈｅｒ-2陽性患者の方ががんの増殖力や転移能が高く、より予後不良だった。

ではこの遺伝子の働きを阻害すればどうなるか？　研究者たちはひょっとして、がん細胞の増殖を食い止められないかと考えたのだ。こうして開発されたのがＨｅｒ-2と特異的に結合する治療用抗体、「ハーセプチン」だった。病原体に対する血清療法のように、がん細胞を抗体で撲滅しようという狙いだったのである。

ハーセプチンは、一九九〇年に臨床試験へと進む。最初の一人は末期の乳がん患者だった。

乳房全摘手術を受け、半年以上の抗がん剤治療をこなし、それでも再発して、あとは死を待つだけだった。しかしこのまったく新しい薬は、いきなり劇的な効果を示したのだ。

腫瘍はみるみる縮小し、やがて完全に消失した。これまで決してありえなかった「奇跡」が起こった。第一世代の抗がん剤の限界が露呈し、のちに分子標的薬のグリベックが誕生したが、有効ながんは一握りだった。もっともっといろいろな薬が必要だった。そんな時、最初に現れたのがハーセプチンだったのである。

ハーセプチンで救われた彼女は、カリフォルニアで今も元気に暮らしているという。末期の乳がんが抗体医薬で完全治癒した、記念すべき患者となったのだ。

こうして抗体医薬もまた、がんの根治が期待できる新しい選択肢となったのである。

†がん幹細胞標的治療

グリベックとハーセプチンは、がん治療の理論に大転換をもたらした。

新しいコンセプトの抗がん剤は、おおもとの異常な増殖シグナルを阻害したり、がん細胞だけに過剰発現する蛋白質を攻撃したりするものだったからである。そしてこれらが現実にがんを完治させることができたのは、科学者が長い時間をかけて解き明かした、明確な分子基盤に立脚しているからこそだったのだ。

グリベックは、造血幹細胞の染色体転座で生じる異常キナーゼを標的として開発されたもので、これがいわゆる最初の「がん幹細胞標的治療」となった。だが理論的には、他のタイプのがんにも、同様なアプローチができるはずだった。

ただ造血系以外の組織では、技術的な困難さから、いまだ詳細な細胞系譜が完成していないのが現状である。そのため固形がんでは、がん幹細胞を標的とする根拠が乏しいのだが、それでも幹細胞の一般特性に着目した方法で、その同定と濃縮に成功している。

具体的には、さまざまな組織幹細胞に共通して発現する細胞表面マーカーや、それらの特性の一つでもある、薬剤耐性遺伝子の活性を指標にした生体染色法だ。そうして分離されたがん幹細胞を狙い撃ちにして攻めれば、まずがん幹細胞が消失するだろう。幹を失ったがんからは、やがて通常のがん細胞も生まれず、がんは自然消滅する運命となる。

ハーセプチンの有効濃度は幸運にも、正常細胞への影響が無視できるレベルだった。そのため副作用はほとんどなかったが、がん幹細胞を標的とした抗体治療でもそれが期待できるかもしれない。本来正常幹細胞に発現していない「がん幹細胞特異抗原」を攻撃するため、「高い効果」と「少ない副作用」の両立が期待できるはずである。

現在では、急性骨髄性白血病のがん幹細胞に対しても、CD44やCD123といった、正常造血幹細胞に発現していない抗原に対する臨床治験が行われているところである。効果は未知数だが、確実にターゲットは狭まりつつあるのだ。

また固形がんにおいても、これまでにいくつものがん幹細胞特異抗原が同定されている。こちらも一部では、動物実験で特異抗体による高い治療効果が確認されており、一刻も早いヒトでの臨床治験が待たれているところである。

なお、このうちCD44は、白血病だけでなく多くの固形がんでもがん幹細胞マーカーだと知られている。そのため現在では、転移性・局所進行性の固形がんに対しての臨床試験が開始されているところで、今後の展開が大いに期待されているのだ。

†次世代がん治療

このほかにも、明確な科学的根拠に裏付けられた、次世代のがん治療の実用化が近付いている。最後にそれらを紹介しておきたいが、その一つが、がんを自らの免疫システムで排除するというコンセプトで開発された、「がん免疫療法」である。

抗体治療に近いが、自分自身の免疫系を活性化させることが主眼であり、外から抗体を投与することはなく、免疫活性化物質を導入するのが特徴だ。歴史は古く、かつて注目された丸山ワクチンなどもそれにあたるが、当時「がんワクチン」とも呼ばれていた。

これまで期待されたほどの効果はなかったが、近年はがん特異的抗原に対する免疫療法へと発展しており、ＡＰＣ遺伝子を同定した中村祐輔博士は、「がんペプチドワクチン」を用いた新しいがん治療を目指しているところである。またこれを応用してがん幹細胞標的治療を行うことも検討されているのだ。

一方、ヒトゲノム計画により、ヒトの遺伝子は二万個余りだと判明した。がんはそのうちの一つの変異が引き金となり、やがて他の遺伝子変異が積み重なって、最終的に発生するものである。もちろんその組み合わせは天文学的に膨大だが、それでも有限なのには変わりない。

それゆえ次に科学者が狙いを定めたのは、「がんゲノム」だった。がんのほとんどすべてが、がん細胞のゲノムに秘められている以上、それを残らず暴けば、がんの正体が自ずと見えてくるだろう。変異もしょせんは有限しかなく、有限ならいつか弱点が突き止められるはずである。

ヒトゲノムの解析は、一九九〇年の発案時点で三〇億ドルと十五年の歳月を予定していた。計画を終えた時点の二〇〇三年の技術でも、一人あたり数カ月の時間と、四千万ドルの費用がかかった。だが次世代解析装置が普及した現在では、所要時間はたった一日となり、解析費も千ドル以下となって、もはやルーチン検査並みに低コスト化しているのだ。

その進歩を最大限に利用したのが、国際がんゲノム・コンソーシアムだった。十六カ国の研究機関との共同で、あらゆる組織のがんを一種類につき五百症例以上集め、検出された遺伝子変異をすべてデータベース化するという、緻密で壮大な計画である。

こうした努力の結果、現在ではがんにおける変異リストが、ほぼ完成したといっても過言ではない。もはや新発見はほとんど期待できないほどで、これは試行錯誤の歴史だった従来のがん治療から、データに基づいた予測的な治療戦略へと変貌していくことを意味しているのだ。

近未来の医療では、もし患者が新規にがんと診断されたら、がん組織を採取して、まずゲノム解析を行うだろう。そこで個別の遺伝子異常が検出できれば、次にデータベースを参考にして、不自然に活性化されているシグナル経路を探し出す。最後は、その経路を阻害する最も効果的な薬剤を選択し、事前に有効性が保証された治療を、粛々と実行するだけだ。すなわち、がんの「オーダーメイド医療」である。

このように、がんゲノム計画は、これまでのがん治療を根本的に変えようとしている。そして近年の医用工学技術の進歩も、創薬の分野で超高効率な特効薬の開発を可能にしているのだ。

細胞増殖の指令は、シグナル蛋白質によって仲介され、その活性部位こそが、薬剤の標的である。特効薬の開発には、活性部位の構造に完全にフィットし、それを塞《ふさ》いでシグナルカスケードを止める化学物質を発見する必要があるが、最新の構造生物学では、遺伝子の配列情報だけから、蛋白質の構造をかなり正確に予測できるようになってきた。

一方、薬剤となる化学物質を、系統的に合成する技術も、すでに大規模かつ効率的な手法が開発されており、それを培養細胞で試すのも全自動で行えるようになるだろう。それゆえどんながんでも、その特異的な分子標的治療薬は、いずれすべて発見され尽くすはずだ。

そんな時代になれば、たとえがんが変異を繰り返そうとも、その都度別の経路のシグナル阻害剤に変更すれば、がんの増殖は常に制御可能となる。

増えないがん細胞は、もはや人を死なせることはない。単なる慢性疾患の一つとなって、別の病気で天寿を迎えるまで、その存在を無視して生きられるはずである。

数千年にもわたって人類を苦しめた天然痘は、最後の患者が一九七七年にソマリアで確認され、その三年後には根絶宣言がなされた。最新医学はエイズですら、慢性病の一つにおとしめるのに成功しており、現代のがん研究者が目指しているのは、まさにそれと同じなのだ。

幹細胞生物学においても、iPS細胞の分化誘導法や、ダイレクト・リプログラミング技術は、驚くべき進歩を遂げるはずだ。臓器を自由自在に作り出すことが可能となり、再生医療はごく一般的な治療法になるに違いない。

こうして生命現象の表と裏がすべて解明されたとき、科学者たちは「がん撲滅」を高らかに宣言するだろう。賢者の石などではなく、科学ががんを克服し、夢の若返りが現実となるのだ。

そんな未来にはきっと、秦の始皇帝も夢見た「不老不死」に限りなく近い人類が、人生を謳歌していると筆者は信じているのである。

終章　祭りの後の虚しい騒動

†幹細胞研究クライマックス

二〇一二年十二月十日、スウェーデンのストックホルムの街は、毎年恒例の華やかな雰囲気に包まれていた。その年のノーベル賞授賞式が、いよいよ始まったからである。

黒の燕尾服に身を包んだ山中伸弥博士は、栄光のカーペットを踏みしめるように歩く。そして国王からメダルと盾を受け取ると、満面の笑みで一礼をし、周囲を悠然と見渡した。筆者を含む日本中の医師出身の研究者も、胸を熱くした瞬間だった。

山中博士の受賞は、マウスiPS細胞の開発からわずか六年だった。同時受賞したジョン・ガードンはすでに七十九歳となっており、クローンカエルの誕生から五十年もかかった計算だ。

ちなみにペイトン・ラウスがラウス肉腫を発見したのは、野口英世の時代の一九一一年だったが、ノーベル賞を受賞したのは一九六六年で、八十七歳の時である。ラウスも実に五十五年もの歳月を要し、あと少しでも遅れていれば、二人の受賞はなかったに違いない。

現代医学における、最大の問題を解き明かそうとした最初の挑戦者だった二人は、奇しくもノーベル賞を受賞するのに半世紀以上の時を要した。それは彼らが時代よりも、はるかに先を歩いていたからに他ならなかった。時代が彼らに追いつき、正当な評価を下すのには、山中博士のような新たな天才の出現が、どうしても必要だったからである。

またノーベル賞の受賞には、実験でのセレンディピティや、並外れた努力だけでは不十分であることを、ラウスとガードンは身をもって示した。もう一つ、不可欠の条件があったのだ。それは、受賞までの長い年月を生き残る「長寿」だった。ノーベル賞は死者には決して授与されないという掟が存在し、わずかの差で逃した科学者は数えきれない。

がんの起源という、人類にとって最悪の「不治の病」に挑んだラウスと、細胞の初期化という、人々の究極の夢である「若返り」の手がかりを摑んだガードンは、それまでの受賞者の中でも特筆すべき高齢だった。その長命ゆえ、医学はその間にも進歩を続け、同時にその恩恵も享受することができたのだ。

ラウスはノーベル賞受賞の三年半後に、九十歳の天寿をまっとうした。ガードンはまだ存命中で、今もなお科学の進歩を見守り続けている。二人とも、誰もが望んだ不老と不死を、自ら体現しているかのような生き方だったのである。

†幻の〝世紀の大発見〟

山中博士のノーベル賞受賞決定通知のわずか三日後のことだった。

ある日本人研究者によって、世界初のiPS細胞臨床試験が行われ、著効を見せたと国内主要新聞の紙面を飾ったのだ。発表したのは東京大学所属の技術補佐員で、自称ハーバード大学客員研究員の男性だった。

しかしその後の調べで、それがまったくの虚報であることが判明した。また彼の過去の論文も次々と疑義が呈され、そもそものような臨床試験が行われた証拠などどこにもないことが暴かれたのだ。結局不十分な取材でマスコミが振り回されただけに過ぎず、日本中が期待と落胆を同時に味わう結果となってしまったのである。

それに懲りず、今度は一年余り後の二〇一四年一月、iPS細胞以上の可能性を秘めた新型万能細胞・STAP細胞の開発が、理化学研究所により華々しく報じられた。まだ研究歴の浅い、若くて魅力的な女性研究者による〝世紀の大発見〟と喧伝されたのである。

共同研究者には、世界初のクローンマウスを作製した若山照彦博士や、高橋政代博士とともに、網膜でのヒトiPS細胞臨床試験に深く関わった笹井芳樹博士が名を連ねていたことから、早くもノーベル賞は確実とまで言われた。

筆者もこの〝大発見〟に興奮した一人だったが、長年幹細胞研究に従事していた実感から、どこか腑に落ちない点が残っていたのも事実だった。不安はまもなく的中し、〝ニセiPS臨床試験〟と同様に、たちまち論文の問題点が噴出し始めたのである。

さっそく世界中で追試が行われたが、誰一人として再現実験に成功することはなかった。しかもインターネット上の無数の読者たちから、図表の改竄やすり替えが相次いで指摘され、実験が適正に行われたかすら怪しくなった。ついには共著者から論文の撤回要求が出され、最終的にはそれがES細胞の混入だったと断定されると、研究成果そのものが泡と消え去ってしまう。つまり初めから、そんなうまい話はなかったのだ。

その上騒動の途中で、論文執筆に大きな役割を果たした笹井博士の自殺という、痛ましい事件が発生してしまった。彼とは個人的な面識はなかったが、実は筆者のごく近い友人知人たちとも密接な関係のある人物で、他人事とは決して思えなかったのである。

STAP細胞がiPS細胞より優れている点について、事件に関わった科学者たちは次のように主張していた。つまり酸性浴や物理的刺激など、細胞が生存を脅かされる条件に置くだけで、自律的に素早い初期化現象が起こること。そのため長時間かつ複雑な遺伝子操作を要するiPS細胞より、作製がはるかに簡便であること。さらにゲノムを傷つける操作やがん遺伝子を使わないため、がん化の危険性がほとんどないことを挙げていたのだ。

ここで彼らは、ことさら再生医療にまつわる負の側面を強調していた。そしてがんの恐ろしさを深層心理に訴えることで、自陣の優位性を宣伝していたのである。

だが筆者が違和感を覚えていたのは、まさにこの点だった。これではあまりに安直すぎ、まるで手品を見せつけられているような気分だったのだ。当初この論文を審査した科学者は、直観的に「過去何百年の細胞生物学の歴史を愚弄している」とまで言い切った。そしてもし、笹井博士や若山博士の名前がそこになければ、筆者もきっとそう思っただろう。

iPS細胞が誕生するまでのプロセスは、STAP細胞とはまったく異なっていた。本書で紹介したように、過去数十年にわたるがんと幹細胞生物学の歴史を忠実になぞり、蓄積された実験結果から得られた仮説を誠実に検証し、その結果得られた究極の産物だったのだ。つまり科学が正面から挑んだ、セントラル・ドグマの必然的な大転換だった。

ところが、STAP細胞はそうではなかった。生物学は博物学などの「記述科学」から出発しているため、客観的事実は常に理論に優先されるものである。理論は観察から構築され、先人によるセントラル・ドグマは常に修正される運命なのだ。そのため何の変哲もない方法で、いきなり夢の万能細胞が現れたとしても、人々はそれを信じるほかなかっただけなのだ。

それとよく似た欺瞞が、実は過去にも多くの事件を引き起こしている。例えば中世ヨーロッパで大流行した「錬金術」がそうである。不老不死の秘薬ともなる「賢者の石」を用いて、鉛などの卑金属が目の前で黄金になったとき、ほとんどの人が騙されてしまった。当時最高の科学者も例外でなく、それを目撃した者は我を失い、全財産をつぎ込んで、やがて身を滅ぼした。

現代においても、不老不死は人類の永遠の夢である。それを実現するかもしれない万能細胞に、現代人でさえ冷静な判断を失っても不思議はない。

STAP細胞の幻に惑わされ、人生を狂わせた科学者を責めることは、誰もできないのだ。

†人類は不老不死を実現できるのか

取り返しのつかない悲劇と、果てしない徒労だけに終わったSTAP細胞事件だったが、人々の夢と期待を集めた幹細胞研究は、今後もその進歩を止めることはないだろう。

STAP細胞の発表当時、巻き髪とヴィヴィアンの指輪で身を飾った彼女は、異様な興奮に包まれた記者会見場で「夢の若返りが実現できるかもしれません」とにこやかに語っていた。人々が信じてしまったのは、そこに同じく伝説の「若返りの泉」をも見たからに違いない。

同様にがん研究の進歩も、予想を超える速さで続くはずだ。がんゲノム計画は、がんの本質を暴き尽くし、分子標的治療薬はいつの日か、すべてのがんを単なる慢性病の一つに変えてしまうだろう。

またがんは、幹細胞の負の側面を体現している存在であることが明らかとなった。そのため両者の研究は、今後さらに密接な関係となり、もう二度と別々の道を歩むことはないはずだ。

こうして構築された「がん幹細胞理論」は、がんの理解をさらに深め、また幹細胞による再生医療の実用化にも、重要な理論的基盤を提供するだろう。つまりこの理論に基づく新しい医学は、従来のがん治療を根本から転換させようとしているのだ。

ただし、それにはまだ相当の時間がかかるのを忘れてはいけない。気の毒なことだが、今まさにがんを患う方々にとっては、間に合わない人の方がはるかに多いだろう。

しかし医学は、待ちきれずに亡くなる者の屍を礎にし、発見を積み重ねてきた。そして幸運にも、それを享受できるまで生き延びれば、さらにその先の進歩の恩恵を受けられるのだ。

歴史は未来を映す鏡である。過去を知ることで、誰もが未来に希望を見られるはずだ。医学の歴史はこれまで常に、過去より未来の方が明るかった。

ゆえに筆者は、その一員として強く願うのだ。どうかそれまで科学者たちを信じて、生き抜くことを諦めないで欲しいと。

謝辞

本書では、文中にあえて実名を出しませんでしたが、かつて筆者が所属した研究室の諸先生に、この場を借りて厚く御礼申し上げます（肩書きは筆者の所属当時）。

京都府立医科大学医学部	伏木　信次	助教授
東京大学医学部産婦人科学教室	武谷　雄二	教授
東京大学大学院医学系研究科	廣川　信隆	教授
スタンフォード大学医学部	Roel Nusse	教授
ハーバード大学医学部	Malcolm Whitman	准教授
東京大学医科学研究所	西中村　隆一	助教授
東京大学医科学研究所	森本　幾夫	教授
順天堂大学大学院医学系研究科	同右	客員教授

参考資料

朝日新聞科学医療グループ『iPS細胞とはなにか』講談社、二〇一一年
アン・B・パーソン『幹細胞の謎を解く』みすず書房、二〇〇五年
イアン・ウィルマット『第二の創造』岩波書店、二〇〇二年
石浦章一『この一冊でiPS細胞が全部わかる』青春出版、二〇一二年
石田行雄『不老不死と薬』築地書館、一九九二年
ウイリアム・ブロード、ニコラス・ウェイド『背信の科学者たち』講談社、二〇一四年
ヴィンセント・ピエリボン『光るクラゲ』青土社、二〇一〇年
ウェンディ・ムーア『解剖医ジョン・ハンターの数奇な生涯』河出書房新社、二〇一三年
NHKスペシャル取材班『生命の未来を変えた男』文藝春秋、二〇一一年
長船健二『幹細胞と再生医療』羊土社、二〇一四年
粥川準二『クローン人間』光文社、二〇〇三年
木下圭・浅島誠『新しい発生生物学』講談社、二〇〇三年
クリストファー・T・スコット『ES細胞の最前線』河出書房新社、二〇〇六年
黒木登志夫『がん遺伝子の発見』中央公論新社、一九九六年
ケヴィン・デイヴィーズ『ゲノムを支配する者は誰か』日本経済新聞社、二〇〇一年
西駕秀俊・八杉貞雄『たった一つの卵から』東京化学同人、二〇〇一年
ジーナ・コラータ『クローン羊ドリー』アスキー出版局、一九九八年
シッダールタ・ムカジー『病の皇帝「がん」に挑む』早川書房、二〇一三年

シャロン・モレアム『迷惑な進化』NHK出版、二〇〇七年
J・マイケル・ビショップ『がん遺伝子は何処から来たか?』日経BP社、二〇〇四年
シンシア・フォックス『幹細胞WARS』一灯社、二〇〇九年
須田桃子『捏造の科学者』文藝春秋、二〇一四年
田矢洋一、野田亮、山本雅『がん遺伝子ハンティング』羊土社、一九九二年
立花隆『がん――生と死の謎に挑む』文藝春秋、二〇一三年
塚﨑朝子『iPS細胞はいつ患者に届くのか』岩波書店、二〇一三年
デヴィータ『がんの分子生物学』メディカル・サイエンス・インターー、二〇一二年
東嶋和子『人体再生に挑む』講談社、二〇一〇年
トレヴァー・ノートン『世にも奇妙な人体実験の歴史』文藝春秋、二〇一二年
中内啓光『幹細胞研究と再生医療』南山堂、二〇一三年
中村祐輔『がんワクチン治療革命』講談社、二〇一二年
ネイサン・ベロフスキー『最悪の医療の歴史』原書房、二〇一四年
ピエール・ダルモン『癌の歴史』新評論、一九九七年
緑慎也『山中伸弥先生に人生とiPS細胞について聞いてみた』講談社、二〇一二年
モートン・マイヤーズ『セレンディピティと近代医学』中央公論新社、二〇一〇年
矢沢サイエンスオフィス『ノーベル賞の科学』技術評論社、二〇一〇年
八代嘉美『iPS細胞――世紀の発見が医療を変える』平凡社、二〇〇八年
山内一也『近代医学の先駆者――ハンターとジェンナー』岩波書店、二〇一五年
山中伸弥『iPS細胞の世界』日刊工業新聞社、二〇一三年
吉田光邦『錬金術』中央公論新社、二〇一四年

リー・M・シルヴァー『複製されるヒト』翔泳社、一九九八年
李成柱『国家を騙した科学者』牧野出版、二〇〇六年
レベッカ・スクルート『不死細胞ヒーラ』講談社、二〇一一年
ロバート・A・ワインバーグ『がん研究レース』岩波書店、一九九九年
ロバート・L・シュック『新薬誕生』ダイヤモンド社、二〇〇八年
若山三千彦『リアル・クローン』小学館、二〇〇〇年

「病理と臨床『特集：Cancer Stem Cells』」文光堂、二〇〇七年二五・四号
「月刊 Medical Bio『特集：がん細胞の生物学』」オーム社、二〇一一年三月号
「臨床検査『特集：癌幹細胞と検査医学』」医学書院、二〇一一年五五・五号
「日経サイエンス『特集：iPS細胞』」日経サイエンス社、二〇一二年一二月号
「Newton『特集：iPS細胞』」ニュートンプレス、二〇一二年一二月号
「医学のあゆみ『特集：癌幹細胞』」医歯薬出版、二〇一四年七月五日号

ちくま新書

1140

がん幹細胞《かんさいぼう》の謎《なぞ》にせまる
――新時代《しんじだい》の先端《せんたん》がん治療《ちりょう》へ

二〇一五年八月一〇日　第一刷発行

著　　者　山崎裕人（やまざき・ひろと）

発 行 者　山野浩一

発 行 所　株式会社 筑摩書房
東京都台東区蔵前二－五－三　郵便番号一一一－八七五五
振替〇〇一六〇－八－四一二三

装 幀 者　間村俊一

印刷・製本　株式会社 精興社

乱丁・落丁本の場合は、左記宛にご送付下さい。
送料小社負担でお取り替えいたします。
ご注文・お問い合わせも左記へお願いいたします。
〒三三一－八五〇七　さいたま市北区櫛引町二－六〇四
筑摩書房サービスセンター　電話〇四八－六五一－〇〇五三

ISBN978-4-480-06838-5 C0247

ちくま新書

731 医療格差の時代
米山公啓
医療費が支払えない。高齢者は施設から追い出される。医者も過剰労働でダウン寸前だ。今の日本では平等医療がもはや崩壊した。実態を報告し、課題と展望を語る。

998 医療幻想
――「思い込み」が患者を殺す
久坂部羊
点滴は血を薄めるだけ、消毒は傷の治りを遅くする、抗がん剤ではがんは治らない……。日本医療を覆う、根拠のない幻想の実態に迫る！

1025 医療大転換
――日本のプライマリ・ケア革命
葛西龍樹
無駄な投薬や検査、患者のたらい回しなどのシステム不全を解決する鍵はプライマリ・ケアにある。家庭医という「あなた専門の医者」が日本の医療に革命を起こす。

1089 つくられる病
――過剰医療社会と「正常病」
井上芳保
高血圧、メタボ、うつ――些細な不調が病気と診断されてしまうのはなぜか。社会に蔓延する「正常病」にその原因を見出し、過剰な管理を生み出す力の正体を探る。

940 慢性疼痛
――「こじれた痛み」の不思議
平木英人
本当に運動不足や老化現象でしょうか。家族から大袈裟といわれたり、未知の病気じゃないかと心配していませんか。さあ一緒に「こじれた痛み」を癒しましょう！

1118 出生前診断
西山深雪
出生前診断とはどういう検査なのか、何がわかるのか。最新技術を客観的にわかりやすく解説。診断を受けるべきかを迷う人々に、出産への考え方に応じた指針を示す。

434 意識とはなにか
――〈私〉を生成する脳
茂木健一郎
物質である脳が意識を生みだすのはなぜか？ すべてを感じる存在としての〈私〉とは何ものか？ 人類に残された究極の問いに、既存の科学を超えて新境地を展開！

ちくま新書

942
人間とはどういう生物か
――心・脳・意識のふしぎを解く
石川幹人
人間とは何だろうか。古くから問われてきたこの問いに、認知科学、情報科学、生命論、進化論、量子力学などを横断しながらアプローチを試みる知的冒険の書。

954
生物から生命へ
――共進化で読みとく
有田隆也
「生物」＝「生命」なのではない。共進化という考え方、人工生命というアプローチを駆使して、環境とのかかわりから文化の意味までを解き明かす、一味違う生命論。

795
賢い皮膚
――思考する最大の〈臓器〉
傳田光洋
外界と人体の境目――皮膚。様々な機能を担っているが、驚くべきは脳に比肩するその精妙で自律的なメカニズムである。薄皮の秘められた世界をとくとご堪能あれ。

557
「脳」整理法
茂木健一郎
脳の特質は、不確実性に満ちた世界との交渉のなかで得た体験を整理し、新しい知恵を生む働きにある。この科学的知見をベースに上手に生きるための処方箋を示す。

570
人間は脳で食べている
伏木亨
「おいしい」ってどういうこと？　生理学的欲求、脳内物質の状態から、文化的環境や「情報」の効果まで、さまざまな要因を考察し、「おいしさ」の正体に迫る。

1077
記憶力の正体
――人はなぜ忘れるのか？
高橋雅延
物忘れをなくしたい。嫌な思い出を忘れたい。本当に記憶を操作することはできるのか？　多くの人を魅了する記憶力の不思議を、実験や体験をもとに解説する。

1018
ヒトの心はどう進化したのか
――狩猟採集生活が生んだもの
鈴木光太郎
ヒトはいかにしてヒトになったのか？　道具・言語の使用、文化・社会の形成のきっかけは狩猟採集時代にあった。人間の本質を知るための進化をめぐる冒険の書。

ちくま新書

339 「わかる」とはどういうことか
——認識の脳科学
山鳥重

人はどんなときに「あ、わかった」「わけがわからない」などと感じるのか。そのとき脳では何が起こっているのだろう。認識と思考の仕組みを説き明す刺激的な試み。

879 ヒトの進化　七〇〇万年史
河合信和

画期的な化石の発見が相次ぎ、人類史はいま大幅な書き換えを迫られている。つい一万数千年前まで生きていた謎の小型人類など、最新の発掘成果と学説を解説する。

898 世界を変えた発明と特許
石井正

歴史的大発明の裏には、特許をめぐる激しい攻防があった。蒸気機関から半導体まで、発明家たちの苦闘の足跡をたどり、世界を制する特許を取るための戦略を学ぶ。

668 気まぐれ「うつ」病
——誤解される非定型うつ病
貝谷久宣

夕方からの抑うつ気分、物事への過敏な反応、過食、過眠……。今、こうした特徴をもつ「非定型うつ病」が増えつつある。本書はその症例や治療法を解説する一冊。

674 ストレスに負けない生活
——心・身体・脳のセルフケア
熊野宏昭

ストレスなんて怖くない！　脳科学や行動医学の知見を援用、「力まず・避けず・妄想せず」をキーワードに自分でできる日常的ストレス・マネジメントの方法を伝授する。

844 認知症は予防できる
米山公啓

適度な運動にバランスのとれた食事。脳を刺激するゲーム？　いまや認知症は生活習慣の改善で予防できる！認知症の基本から治療の最新事情までがわかる一冊。

677 解離性障害
——「うしろに誰かいる」の精神病理
柴山雅俊

「うしろに誰かいる」という感覚を訴える人たちがいる。高じると自傷行為や自殺を図ったり、多重人格が発症することもある。昨今の解離の症状と治療を解説する。